DEJA DE CAVAR
TU PROPIA TUMBA
CON EL CUCHILLO
Y EL TENEDOR

DEJA DE CAVAR TU PROPIA TUMBA CON EL CUCHILLO Y EL TENEDOR

12 STOPS PARA ACABAR CON LOS MALOS HÁBITOS Y EMPEZAR A VIVIR DE FORMA SALUDABLE

MIKE HUCKABEE

GOBERNADOR DE ARKANSAS

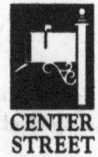

CENTER STREET

NUEVA YORK   BOSTON   NASHVILLE

[NOTA DEL EDITOR: Este libro no debe tomarse como sustituto de una relación directa y personal con profesionales de la salud calificados. Tampoco está escrito para ofrecer consejos médicos, sino para compartir los conocimientos y la información adquirida por el autor a través de sus investigaciones y su propia experiencia. Le aconsejamos y animamos a que consulte con un experto calificado en todas las cuestiones relacionadas con su salud.

Traducido al español por Enrique Zaldua

Center Street
Hachette Book Group USA
237 Park Avenue
Nueva York, NY 10017

Visite nuestro sitio Web: www.centerstreet.com.

Impreso en los Estados Unidos de América

Primera edición: Mayo 2007

Center Street es una división de Hachette Book Group USA. El nombre y el logotipo de Center Street son marcas registradas de Hachette Book Group USA.

LCCN: 2007920871

ISBN 13: 978-1-59995-001-3

ISBN 10: 1-59995-001-4

Este libro está dedicado a mi esposa, Janet, y a mis tres hijos ya adultos, John Mark, David y Sarah, quienes han visto lo mejor y lo peor de mí y todavía me siguen queriendo y apoyando. A los millones de niños y adultos que, como yo, luchan cada día contra la adicción a la comida y a la falta de ejercicio, y a todos los que han intentado cambiar y han llorado de impotencia. Guardo la esperanza de que a lo largo de estas páginas te unas a mí en este maravilloso viaje y descubras el vigor de una salud renovada, digas STOP a los malos hábitos y goces del INICIO de un estilo de vida saludable.

¡Lo puedes hacer y lo harás!

Agradecimientos

Si me preguntan cuánto tiempo me tomó escribir este libro podría responder que, desde el momento en que redacté las primeras palabras hasta el día que entregué el manuscrito a mis editores, transcurrió más de un año. Pero la pura verdad es que me tomó mi vida entera, años y años de malos hábitos y obcecación que me condujeron a una crisis definitiva. A partir de ese momento, decidí poner fin a las «dietas» y a los «programas» y afrontar un cambio de actitud y de comportamiento que me salvó la vida. Asumo toda la responsabilidad por haber dejado naufragar mi vida, poniéndola en riesgo por mi amor a la comida y mi rechazo al ejercicio. Pero hay muchos héroes que contribuyeron a mi rescate, algunos de los cuales debo reconocer aquí.

Mi esposa por más de treinta años, Janet, hizo la transición de ser la más crítica con mis malos hábitos a convertirse en mi principal apoyo y la que más me animó a seguir con los buenos. Mi perro, Jet, siempre estuvo dispuesto a levantarse conmigo todas las mañanas para ir a caminar o correr sin importarle lo temprano que fuera. De hecho, hizo guardia a mi lado durante toda la redacción de este libro; aunque su contribución como crítico no ha sido muy alta, el valor de su compañía no tiene precio.

Mi médico personal, el doctor Charles Barg, y su socio, el doctor Torin Gray, no sólo cuidaron de mi salud, sino que me demostraron su amistad cuando me sentaron para darme «el discurso» sobre lo que yo me había hecho a mí mismo y las consecuencias de mi negligencia. Esta confrontación, directa pero compasiva, fue un balde de agua fría que me hacía falta para despertar de mi estupor y apatía.

El doctor Richard Nix, mi cirujano ortopédico, no sólo me entrenó y aconsejó durante mis primeros intentos de hacer ejercicio, sino que me frenó cuando, de manera inconsciente, traté de hacer demasiadas cosas demasiado pronto. Luego, cuando comprobó que estaba listo, me dio luz verde para elevar mi nivel de esfuerzo físico a otro nivel: prepararme para correr un maratón.

Mi amigo Arthur (Frenchie) Boutiette me presentó al doctor Philip Kern, de la Universidad de Arkansas para las Ciencias Médicas (UACM), un experto en metabolismo y nutrición que me ofreció las primeras herramientas para cambiar. Tanto él como su ayudante Carolyn Bernthal, una enfermera, nutricionista y dietista certificada, supieron dejar de lado mi título de *gobernador* y me trataron como a un paciente y cliente más, sin dejar de exigirme el máximo esfuerzo y responsabilidad, a la vez que intentaban adaptar su horario a la enloquecedora agenda de trabajo que exige mi cargo.

Dawn Cook, mi asistente personal, trabajó noches, fines

de semana y durante sus vacaciones para pasar a la computadora los primeros borradores del manuscrito. Su apoyo durante el proyecto ha sido tan apreciado como su trabajo de mecanografía. El doctor Fay Boozman, director del Departamento de Salud de Arkansas y un buen amigo, me ayudó a cobrar consciencia de que la obesidad no era sólo un problema mío, sino una enfermedad epidémica que mata a millones de estadounidenses y destroza las vidas de miles de niños.

Los miembros de mi gabinete, especialmente mi director de políticas, Joe Quinn, y mi asesor sobre asuntos de salud, Chris Pyle, compartieron conmigo la visión de vivir en un «Estados Unidos sano», empezando por el lanzamiento de la Iniciativa para un Arkansas Sano.

Dick Dresner, mi consejero político, analista de encuestas y amigo personal, me convenció para que tomara mi experiencia y la plasmara en un libro. Posteriormente me presentó a Margaret McBride, mi representante. Margaret creyó en mí y en los «12 STOPS» y, junto con su magnífico equipo de la agencia McBride, luchó para que las editoriales se interesasen en ellos.

Rolf Zettersten, mi editor en Time Warner, ha sido increíble durante todo el proceso, guiándolo magníficamente desde el concepto inicial hasta su finalización. Para ello ha reunido un grupo de editores absolutamente brillante y genuinamente profesional, con mención especial para Christina Boys, y ha logrado que éste sea un libro mucho mejor de lo que yo sólo nunca hubiese conseguido.

J. P. Francour, presidente del Consejo del Gobernador para la Salud Física, ha sido como un regalo del Cielo. Muchas mañanas acudió muy temprano a mi casa para enseñarme técnicas de ejercicio; su paciencia es inagotable.

Geneva Hampton y Gena Marchesse, las organizadoras del maratón de Little Rock, fueron las que me convencieron de entrenar para esta dura y exigente carrera de 26.2 millas, algo que a mí me habría parecido imposible.

El maravilloso pueblo de mi adorado estado de Arkansas me ha brindado su aliento en todo momento con sus palabras cariñosas, su afirmación constante y su conmovedor apoyo. Soy el gobernador más afortunado de toda la nación.

CONTENIDO

Contenido

DEJA DE CAVAR TU PROPIA TUMBA CON EL CUCHILLO Y EL TENEDOR

Introducción

En noviembre de 2003, el presidente George W. Bush vino a Little Rock para dar un discurso durante un almuerzo de trabajo. Como suele ser el caso en la mayoría de las visitas presidenciales, su aparición ocupó las primeras planas de los diarios al día siguiente. Uno de los reportajes incluía una fotografía a todo color del presidente dirigiéndose a mí, que estaba entre la audiencia, y llamándome «flaco». Que el presidente de los Estados Unidos me llame «flaco» en frente de una multitud en mi propia ciudad es algo que me hizo sentir contento, y que apareciera en el diario más importante del estado es como para celebrarlo con un pastel de cuatro pisos. Lo que pasa es que yo ya no como pasteles.

El presidente nunca habría hecho ese comentario un año antes, en noviembre de 2002, cuando vino a Arkansas para las elecciones y para apoyarme en mi campaña de reelección a gobernador del estado. Puedo asegurar que en aquella ocasión *no me llamó* «flaco»; pero es que entonces yo pesaba 100 libras más.

No puedo prometer que tu historia individual aparezca en la primera plana de los diarios o que el presidente de los Estados Unidos te señale en medio de un grupo de personas y te llame «flaco», pero sí te puedo asegurar que si sigues los consejos sencillos, prácticos y realmente posibles de cumplir que encontrarás en este libro al pie de la letra, estarás en el camino de conseguir lo que nunca imaginaste: tener salud y encontrarte físicamente en forma. Añadirás años a tu vida y recuperarás toda la energía que creíste que se había evaporado luego del baile de último año en la secundaria.

Si eres una de esas personas que intenta perder entre cinco y diez libras antes del mes que viene para lucir una nueva figura en la reunión anual de tu clase, este libro no te hará daño. Pero si tus malos hábitos alimenticios son de tal calibre que podrían servir para explicar la escasez de comida y el problema del hambre en muchos países del Tercer Mundo, este libro te dará aún más: te enseñará a dejar de abusar de lo que comes y de ti mismo.

No recuerdo haberme puesto como objetivo tener sobrepeso, pero ¡vaya si lo conseguí!

«Estás gordo», me espetó mi doctor un día que acudí a su consulta. Al oírlo, pensé que su comentario había sido demasiado tosco y le respondí: «Creo que necesito una segunda opinión.» A lo que él replicó: «Bien, también eres feo». Francamente, no tenía especial interés en escuchar a ningún galeno decirme que mi peso se aproximaba al de un camión lleno de cemento. Me daba perfecta cuenta de ello cada vez que intentaba encajarme en uno de esos odiosos asientos de avión de clase económica, tan estrechos, o me sentaba en el reservado de un restaurante con el estómago estrujado contra la mesa. Las personas con sobrepeso tenemos pánico de ir al cine o al teatro, y especialmente a los estadios, porque parece que los asientos están diseñados por maniquíes de moda y no por personas cuyo trasero luce como el remolque de un tráiler. La simple invitación a sentarnos cuando vamos de visita a casa de algún amigo conlleva hacer un análisis exhaustivo de la silla para determinar si aguantará el peso de dos personas adultas, a pesar de que sólo una será la que se siente –o lo intente hacer–.

Uno de los momentos más bochornosos de mi vida ocurrió durante una reunión de mi gabinete en la Sala de Conferencias del Gobernador, un elegante e histórico salón que se encuentra en la segunda planta del edificio del Capitolio estatal. A la hora prevista, mi servicio de seguridad abrió la puerta que conecta mi despacho con la sala, anunciando así mi llegada. Como es costumbre, al entrar yo en la habitación los cincuenta y tres directores de departamento se pararon mientras me dirigía hacia la gran mesa central. Hacía muy poco tiempo que se había llevado a cabo una profunda rehabilitación de la sala para devolverle su diseño original. Parte de esa restauración consistió en colocar alrededor de la mesa sillas del periodo en que se construyó el Capitolio, a comienzos del siglo XX.

Entonces sucedió que al ir a sentarme para dar inicio a la reunión me encontré en el suelo. ¡La silla se había derrumbado bajo mi peso! Ahora sí que todo el mundo me prestaba atención. Al principio se escuchó un grito ahogado de susto colectivo de todos los presentes, preocupados por que me

3

hubiese lastimado. Luego llegaron los obligados comentarios y expresiones de interés por mi estado: «¿Está usted bien, gobernador? ¿Está herido? ¿Quiere otra silla?».

Me daba cuenta de la profunda tensión que sentían los presentes, una mezcla entre preocupación por las heridas que podía haber sufrido y el casi imparable instinto de echarse a reír a carcajadas ante la imagen del jefe del ejecutivo estatal esparcido por el suelo como en una escena de *Los Tres Chiflados*. Yo, por mi parte, sentía ganas de llorar, me daba cuenta de que era más apropiado reír y, finalmente, traté de mostrar cierto desapego flemático con un comentario para quitarle importancia a lo ocurrido: «¡Vaya, ya no las hacen como antes!».

En mi fuero interno yo sabía perfectamente que no era la silla la que necesitaba reparación; era *yo mismo* quien precisaba una renovación total. Mucho peor que el hecho en sí mismo fue que todo quedó grabado en las cámaras de seguridad que vigilan la habitación. Me extraña que esas cintas no hayan llegado a un programa como *Los Videos Más Divertidos de Estados Unidos** (¡probablemente porque aquellos que pueden enviarlas saben que pasarían a formar parte de *Los Desempleados Más Recientes de Estados Unidos*!).

Fue un momento de humildad, de humillación, para ser más exactos. Mi único consuelo fue que sucedió en una reunión de gabinete y no en una conferencia de prensa con todas las agencias de noticias del estado presentes para ser testigos de la imagen y el sonido del gobernador haciendo añicos una silla y su propio orgullo al mismo tiempo.

Indudablemente, aquel incidente fue una llamada de aten-

America's Funniest Home Videos, en el original. Nota del traductor.

ción, pero no era sino la punta del iceberg. El hecho era que yo estaba verdaderamente enfermo y *¡cansado de estar enfermo y cansado!* Es posible que tú te sientas igual. Has probado todas las dietas habidas y por haber y sigues con problemas. Pues bien, tengo una palabra para ti: ¡STOP! Antes de *empezar* una dieta sana es preciso que te enfrentes a varios STOPs.

Yo no he tenido sobrepeso toda mi vida, pero sí es cierto que siempre he tenido un problema con el peso. A pesar de que hubo periodos ocasionales en que adelgacé, nunca di el paso definitivo de cambiar completamente mis hábitos personales. Por eso, las malas costumbres siempre volvían, y con ellas la obesidad, sólo que, normalmente, con resultados cada vez peores.

En este libro explico por qué, si nuestra única meta es perder peso, probablemente fracasaremos. Por lo contrario, es necesario centrar nuestros esfuerzos en la salud y en el estado físico. Si gozas de buena salud y estás físicamente en forma, el peso se cuidará de sí mismo y, entonces, es cuando te sentirás libre de la esclavitud que te ha llevado a devorar la comida o, mejor dicho, te ha estado devorando a ti.

Yo no tengo ningún título en medicina, de modo que no pretendo dar consejos médicos. Si lo que deseas es ese tipo de prescripciones, como las que ofrecen los doctores en su caligrafía ilegible, hay infinidad de libros mucho más caros y gruesos que éste que puedes encontrar en los estantes de las librerías.

Me defiendo bastante bien en la cocina, y mucho mejor aún con la barbacoa, pero no soy chef ni experto en nutrición, así que no esperes consejos sobre cómo preparar maravillosas recetas para adelgazar ni para conseguir ningún premio culinario en la feria estatal.

Considera este libro como una simple historia, la historia de *un mendigo que le dice a otro mendigo dónde puede encontrar un poco de pan (¡integral, por supuesto!)*.

Si te pareces a mí, ya sabes que lo más importante no es qué hacer, sino cómo hacerlo. Aunque tú tampoco tengas un título en medicina, para ahora ya sabes que reducir las calorías y aumentar la actividad física y el ejercicio provocan una cierta pérdida de peso. Sin embargo, aunque eres consciente de ello *intelectualmente*, te resulta muy difícil integrarlo permanentemente en tu *estilo de vida*. Lo mismo me ocurría a mi.

Una Reflexión Personal

Como la mayoría de los niños que nace y crece en el sur de EE.UU., a mí me enseñaron de que la mejor manera de cocinar cualquier cosa es rebozarla primero con maicena o harina y sacarle todo su contenido nutritivo con una buena fritada en una sartén llena de burbujeante grasa caliente. Crecí rodeado de pollo frito, quingombó frito, tomates verdes fritos, pescado frito, chuletas de puerco fritas, filetes de pollo fritos, papas fritas, aros de cebolla fritos, pasteles fritos, calabaza frita y jamón frito. Incluso hoy en día cualquiera que se acerque a la feria estatal se encontrará con «delicias sureñas» como helado frito, Oreos fritos y, por supuesto, ¡Twinkies rebozados y fritos!

Además de ser del sur, soy bautista. Esto significa que, a pesar de que «oficialmente» no tomamos alcohol ni fumamos tabaco, los bautistas tenemos total libertad para ingerir cualquier tipo de comida imaginable, siempre que se fría y se coma en proporciones *abundantes*. Para aquellos lectores que no vivan en el sur y no comprendan con exactitud lo que quiero decir, déjenme explicárselo con algo que me ocurrió de niño. Cuando era un muchacho en la escuela, un maestro nos pidió que jugásemos a «muestra y cuenta». El tema era «la religión»; quería que cada uno de nosotros trajéramos un símbolo de nuestra fe y lo explicáramos a nuestros compañeros. Al día siguiente, una niña católica trajo un crucifijo; un niño judío, una menorah; y yo, un guiso en una cacerola. ¿Captan la idea?

Junto a mis raíces sureñas y bautistas hay que decir que crecí en un entorno apenas por encima del nivel de pobreza. Mis padres trabajaban muy duro, pero sus ingresos combinados casi no alcanzaban para pagar la renta y poner comida sobre la mesa (a lo mejor habríamos tenido más dinero para renta si no hubiésemos invertido tanto en comida). La gente de clase trabajadora rara vez se puede permitir comer buena carne, pescado o vegetales frescos. En general, sus comidas tienden a basarse en el tipo de platos que permiten extender el sueldo –y la cintura–. Las papas y la salsa de carne ayudan a llenar el estómago sin gastar mucha plata. Los panecillos calientes y la salsa también son rellenos baratos. Mucha gente pobre lo único que posee en abundancia es comida, pero sólo porque es posible comprar cantidades masivas de alimentos baratos con muy poco dinero. Hasta que llegué a la escuela secundaria no comprendí que la razón por la que cenábamos macarrones y queso tantos días era que éramos pobres, no afortunados.

Durante toda mi vida la comida ha sido mucho más que alimento para el cuerpo. Los eventos sociales se planificaban alrededor de la comida; cuando alguien venía de visita, aunque llegara de forma inesperada o inoportuna, le ofrecíamos comida. La comida era la mejor medicina cuando surgía algún problema. «¿Rompiste tu bicicleta? Ven, sírvete un helado y verás cómo te sientes mejor». Así hacíamos las cosas en mi casa. «¿Te sentaste encima de un hormiguero? Ponte un poco de Bactine y cómete una barra de chocolate». «¿Te poncharon en todos tus bateos en el juego de las Pequeñas Ligas? No te preocupes, nos detendremos en un Dairy Queen en el camino a casa y nos tomaremos un helado con crema de chocolate». Las ocasiones especiales siempre venían marcadas por una comida especial, y no me refiero sólo al obligatorio pastel de cumpleaños de cada año. En mi familia *inventábamos* eventos para poder celebrarlos comiendo.

Estoy seguro de que ya empiezas a visualizar de qué hablo. Tener sobrepeso no resultó nada difícil. Lo difícil habría sido no tenerlo. Ahora bien, para ser justo tengo que decirlo con claridad: estoy casi seguro de que incluso si mi familia, mi educación, mi religión y la cultura en la que crecí no hubiesen contribuido a ello, yo habría acabado igual porque me encantaba comer. Yo no «comía para vivir»; «vivía para comer».

Voy a desvelar un pequeño secreto. Mucha gente con sobrepeso tiene un gran sentido del humor. De hecho, se dice que es gente muy «alegre»; ya conoces al alborozado y jovial Santa Claus con su entrañable carcajada y su gran panza temblando como una perola llena de gelatina. Sin embargo, la realidad es que, muchas veces, las personas gordas ríen para ocultar el dolor y la humillación que sienten. La gente se burla de ellas constantemente, o peor, las acusan y las condenan con palabras, acciones o actitudes impropias. Llegó un momento en que empecé a hacer chistes sobre mi peso porque así al menos lograba que la gente se riera cuando *yo* quería, no cuando lo querían ellos.

Mi vida ha sido una batalla constante. Entonces, ¿qué ocurrió para que todo cambiara? Puede que te estés preguntando lo mismo: «¿Cómo logró adelgazar este tipo? ¿Podré yo hacer lo mismo?».

Seguro que sí. ¡Si yo pude hacerlo, cualquiera puede! Quiero que leas esto muy, muy despacito: *Tú también puedes.*

En las páginas siguientes te daré algunas ideas e instrucciones específicas para romper tus malos hábitos y desarrollar otros nuevos que se conviertan en parte inseparable de tu vida, como lo fueron los malos mientras duraron.

Las personas que acuden a Alcohólicos Anónimos cumplen un programa de doce pasos. Este tipo de programa se emplea para luchar contra adicciones de todo tipo, desde el alcoholismo, el juego, las actividades sexuales y las drogas hasta el tabaco.

Los adictos a la comida deben enfrentarse a la compulsión constante de comer. Sin embargo, a diferencia de las sustancias adictivas que producen placer pero no son necesarias para mantener la vida, la comida no se puede evitar por completo, desde luego no si quieres seguir viviendo.

Mi experiencia es que antes de adquirir nuevos hábitos hay que romper los viejos. Esa es la parte más difícil de esta batalla y sobre la que trata este libro.

Estás a punto de conocer los «12 STOPS» que debes poner en práctica en tu camino hacia la salud. Son cosas muy claras y directas que tienes que dejar de hacer, cosas a las que tienes que decir ¡STOP! porque te esclavizan y te encadenan a un estilo de vida que está destruyendo tu salud y tu autoestima.

LA LINEA DE SALIDA

Un día de 2002, cuando me preparaba para atacar una larga jornada de discursos y de eventos en plena campaña electoral, noté una sensación de adormecimiento en el brazo y en la mano. Al principio pensé que sería por dormir sobre ese lado durante la noche. Pero yo sabía que algo no marchaba bien. Cancelé el primer acto del día, llamé a mi médico y le describí los síntomas. Me ordenó que fuera a su consulta inmediatamente. Nada más llegar me hizo unas pruebas que revelaron algo que yo temía, pero que había esperado retrasar otros diez o quince años: era diabético y mi nivel de azúcar en sangre estaba completamente descontrolado.

La verdad es que no me sorprendió, porque mis padres y dos de mis abuelos habían padecido diabetes del tipo II. Pero estaba muy enojado conmigo mismo porque en mi fuero interno sabía que podía haberlo evitado. Sabía que esta enfermedad, diagnosticada a la edad de cuarenta y siete años, multiplicaba las probabilidades de sufrir un infarto o una embolia, de perder la visión o de que me amputaran alguna extremidad. También auguraba una muerte precoz.

Traté de hacer algunos cambios en mi vida y reduje drásticamente el consumo de azúcar. También intenté comer porciones más reducidas. Experimenté con varias dietas, la mayoría de las cuales exigía comer casi exclusivamente un alimento o tipo de alimento muy específico. Nada funcionaba, y además odiaba cada momento que pasaba tratando de cumplirlas. Siempre tenía hambre y no dejaba de sentirme deprimido y angustiado por no poder comer. Me frustraba pensar que podía tener éxito en la política, ser elegido gobernador e impulsar cambios enormes en mi estado y, al mismo tiempo, ¡no ser capaz de evitar la ansiedad por comerme una rosquilla!

En la primavera de 2003, en medio de una sesión legislativa especialmente dura, comencé a notar dolores en el pecho y otros síntomas típicos de una enfermedad cardiovascular o de un bloqueo de la arteria coronaria. Una noche que las molestias eran más fuertes que lo habitual, llamé a mi buen amigo el doctor Fay Boozman, a quien yo había nombrado director del Departamento de Salud de Arkansas, y le describí lo que me sucedía. El doctor Boozman me urgió a que fuera directamente a la sala de emergencias del hospital para que me examinaran. Le respondí que mi agenda para los próximos días no me lo permitía y que sería más fácil caerme muerto que cambiar todos los compromisos que tenía previstos. Pero le prometí que llamaría a mi médico y que fijaría una cita para el viernes de esa misma semana, es decir, cuatro días más tarde. Los siguientes cuatro días los pasé cumpliendo laboriosamente con la larga lista de actividades programadas y, al mismo tiempo, dándole vueltas en la cabeza a lo que iba a descubrir ese viernes –si vivía lo suficiente para llegar a la consulta del médico–. Afortunadamente, sobreviví y alcancé a ver al doctor. Éste insistió en que fuera inmediatamente a un cardiólogo para realizar una cateterización cardíaca, un procedimiento que consiste en inyectar una sustancia colorante en el sistema que permite visualizar si las arterias están bloqueadas. Una arteria bloqueada puede provocar un ataque al corazón debilitante e incluso la muerte si no se trata rápidamente.

Antes de someterme a esa prueba cometí el error de investigar en Internet para averiguar a qué podían corresponder los síntomas que sentía. Llegué a la inevitable conclusión de que padecía una enfermedad coronaria y de que tendrían que hacerme –como mínimo– una angioplastia o –en el peor de los casos– una operación de *bypass*. Estaba tan convencido de que sufría un problema de corazón provocado por años de dejadez con mis comidas y la falta de ejercicio físico, que cuando fui a hacerme el test al hospital llevé preparada una maleta porque suponía que tendría que quedarme ingresado varias noches.

Para mi sorpresa, el examen reveló que mi corazón estaba fuerte y sano. Pero el cardiólogo no ocultó que me encontraba atrozmente fuera de forma y que, si no cambiaba de dieta y hacía ejercicio, no podría evitar problemas muy serios del corazón y de salud en general. Esta experiencia me afectó mucho (¡una forma suave de decir que me llevé un susto de muerte!). Mi médico de cabecera, el doctor Charles Barg, se sentó conmigo y me dijo muy claramente que, a menos que cambiara radicalmente mi estilo de vida, no me quedaban más de diez años. *Estaba cavando mi propia tumba con el cuchillo y el tenedor*. Si no transformaba profundamente la manera de cuidar mi cuerpo, iba a necesitar seis amigos muy robustos para transportar mi ataúd en mi prematuro funeral.

Desgraciadamente, *saber* que existe un problema, e incluso tener miedo de él, no necesariamente significa que el comportamiento mejore. Quería cambiar con toda la fuerza del mundo, pero creía que ya lo había intentado muchas veces sin éxito. ¿Te suena familiar lo que digo? Sencillamente, no tenía ni idea de *cómo* lograr lo que quería.

Al poco tiempo de esto me encontré con el ex gobernador Frank White, a quien yo había nombrado comisionado estatal de banca. Acababa de anunciar su jubilación y se encontraba en mi despacho, describiendo sus planes para viajar y todas las cosas que iba a hacer con su tiempo libre ahora que se retiraba. Menos de una semana después, el gobernador White (quien había adquirido un importante sobrepeso), cayó fulminado por un ataque al corazón. Frank White era uno de los hombres más grandes que he conocido. Un hombre que encontró la manera de amar incluso a quienes le despreciaban. Su descomunal y contagioso sentido del humor le hacía una persona encantadora con la que tratar, independientemente de las ideas políticas.

Alrededor de este mismo periodo, uno de mis asesores de confianza y miembro de mi gabinete, Arthur (Frenchie) Boutiette, me habló de un programa para perder peso que él mismo estaba siguiendo en la Universidad de Arkansas para las Ciencias Médicas (UACM). El programa estaba dirigido por el doctor Philip Kern, un renombrado endocrinólogo especializado en temas de metabolismo. A mucha gente le sorprende que la UACM tenga programas de investigación médica de talla mundial, especialmente en las áreas de geriatría, oncología, ortopedia y muchas más. Yo era bastante reticente a empezar otra «dieta», pero también era consciente de que necesitaba seguir algún método, de modo que decidí informarme. No es que tuviera grandes esperanzas de que funcionara, pero supuse que era mejor *morir intentándolo que morir simplemente muriendo*. Afortunadamente para mi, el doctor Kern y su nutricionista Carolyn Bernthal me acogieron, y por ello les debo eterna gratitud. ¡Quizá pensaron que necesitaban un reto!

El método que siguen en la UACM es balanceado, claro, directo y supervisado médicamente; para mí fue maravilloso y lo he recomendado a mucha gente. Este programa plantea la tarea de perder peso desde la perspectiva de un cambio permanente de estilo de vida por medio del desarrollo de hábitos saludables y una nutrición equilibrada. Es cierto que hay muchos planes que funcionan, pero en éste, mientras aprendía sobre salud, nutrición y ejercicio, comprendí también muchas cosas sobre mí mismo. Sin embargo, aunque el programa de la UACM es excelente, hay personas que lo han intentado y lo han abandonado. También hay gente que ha tenido éxito con otros métodos cuando yo fracasé. ¿Por qué?

Estoy cada vez más convencido de que, a pesar de que hay numerosos y excelentes planes y programas de adelgazamiento, la persona que sólo y exclusivamente se concentra en perder peso está abocada al fracaso. Sé lo que digo porque lo he probado todo y conozco perfectamente la historia: poseo un armario entero de camisetas tamaño XXL que lo demuestra.

Tengo amigos y familiares que han perdido peso con las dietas Atkins, Weight Watchers, South Beach, Sugar Busters, Jenny Craig y otras. Si alguno de estos métodos te ayuda, felicidades. Este libro no critica los métodos de nadie. Mi experiencia me dice que la mayoría de la gente fracasa no porque le falle el *método* sino porque le falla la *motivación*. El reto consiste en cambiar tu actitud de forma definitiva y para siempre, y no en modificar tu comportamiento temporalmente.

Quiero compartir contigo estos «12 STOPS» que considero críticos para que tu mente se *motive* y tu *método* funcione –y para dejar claro que el objetivo no es perder peso sino estar sano y en forma–. *Tú también lo puedes hacer* y gozar así de un cambio permanente en tu vida.

De acuerdo, sé que ahora tienes la tentación de cerrar el libro e irte a la cocina a agarrar una bolsa de papitas fritas mientras debates en tu cabeza si creer en lo que te digo o no. Incluso puede que estés pensando: «*A él le funcionó, muy bien, pero conmigo no resultará*». Yo también habría pensado lo mismo porque soy escéptico por naturaleza, pero ahora puedo compartir contigo algunos cambios que he experimentado y que nunca habría imaginado que son posibles. Nunca, pero nunca, fui «una rata de gimnasio», ya sabes, una de esas personas que levantan pesas, se mantienen en forma y se cuidan mucho, ni siquiera durante los periodos de mi vida en que no tenía demasiado sobrepeso. Me pasé los primeros cuarenta y ocho años de mi vida haciendo casi todo lo posible para adquirir malos hábitos. A veces pienso que mi transformación ha sido realmente milagrosa. Lo que compartiré contigo es algo tan sencillo que te preguntarás por qué no lo oíste nunca hasta ahora. Quizás sea porque muchos libros de «salud» los escriben personas con vidas muy saludables, y esas personas simplemente asumen que todo el mundo es muy parecido a ellas y que sólo necesitamos algunas buenas recetas, unas pocas obviedades y un contador de calorías.

Las lecciones que estás a punto de descubrir son muy simples, pero muy profundas. Las aprendí haciéndome a mí mismo –y a los demás– preguntas sobre el *por qué* en lugar de sobre el *qué*. A lo largo del viaje tuve momentos de verdadera iluminación. A veces, al platicar con mis amigos sobre los principios que me inspiraban respondían: «Vaya, nunca pensé en eso»; o «eso es realmente profundo. Deberías escribirlo todo y ponerlo en un libro».

Cuando les pasé el primer borrador del manuscrito a algunos amigos para comprobar si verdaderamente podía ser útil, sus reacciones me dejaron aturdido. Una amiga que luchó contra la bulimia en su adolescencia se me acercó llorando y me dijo: «Ojalá hubiese existido este libro cuando tenía diecisiete años.» ¡Nunca imaginé que lo que había escrito pudiese ayudarle a alguien más aparte de a los tipos gordos de mediana edad!

Supe que las cosas estaban cambiando en mi vida cuando un día, al registrarme en un hotel, lo primero que hice fue averiguar a qué hora abrían el gimnasio y no pedir el menú del servicio de habitaciones ni preguntar cuándo cerraban la cocina. Te aseguro que no paso hambre. Como de todo, alimentos maravillosos y deliciosos, muchos de los cuales los vengo disfrutando durante toda mi vida, y no siento para nada que estoy renunciando a cosas.

Lo increíble es que ahora gozo con la comida más que nunca. ¿Qué puedes perder? ¿Peso? Quizás un poco de tiempo. Pero lo más importante que puedes perder son esos malos hábitos que no te permiten adelgazar y emprender el camino hacia la salud y la buena forma física permanente. De modo que empecemos ya. O, quizás, debería decir: ¡Dejémoslos ya!

ESTIMADO GOBERNADOR,

Le felicito por lo que ha hecho por su estado, pero sobre todo por lo que ha conseguido hacer por su propia salud. Creo que su experiencia vital significa mucho para su estado y para el país. Luego de leer su historia me sentí inspirado para hacer algo respecto a mi problema de peso porque, al igual que a usted, a mí también me diagnosticaron diabetes tras el fallecimiento de mi padre en 1977.

Pensilvania

Antes de empezar

Es probable que tu médico te lleve repitiendo mucho tiempo que necesitas perder peso. Siempre que acudes donde él o ella, independientemente de la razón de tu visita, seguro que te recuerda que tienes sobrepeso y que necesitas hacer algo al respecto. Probablemente te recomienda hacer «dieta y ejercicio», tú le sonríes, asientes con la cabeza, sales de la consulta, te detienes para comprar un helado en el camino a la casa y sigues haciendo exactamente lo mismo que hasta entonces.

Bien, pues esta vez sorpréndelo. Vé al médico y dile que te has tomado en serio lo de perder peso y estar en forma. Pídele que te haga todos las pruebas básicas: azúcar en la sangre, presión sanguínea, hemoglobina A1C, colesterol, todos. Son necesarios para establecer una base para medir tu estado de salud actual y comparar tu progreso en los meses venideros. Fíjate como meta lograr un buen estado de forma y de salud más que observar las libras que vayas perdiendo.

Enfoca tu esfuerzo en bajar la presión arterial, los niveles de colesterol y de azúcar en la sangre y, sobre todo, en desterrar esa sensación de fatiga y letargo constante con la que has aprendido a convivir, pero que te priva de la exuberancia y la alegría de existir.

Decide qué método vas a seguir como vehículo para adelgazar. Es posible que tu doctor tenga algún régimen apropiado para ti.

En junio de 2004, cuando participaba en la Cumbre Nacional contra la Obesidad en Williamsburg, Virginia, un evento patrocinado por la revista *TIME* y *ABC News*, me acerqué por curiosidad a un panel compuesto por los promotores de muchas de las dietas más populares del mercado. Las diversas propuestas ofrecidas por los autores y doctores creadores de estos planes tan conocidos tenían muchos elementos en común.

Si lo que buscas es una fórmula «secreta» para perder de peso, no la encontrarás, pues no existe. A pesar de la publicidad y esos *infomercials* televisivos que nos quieren vender todo tipo de píldoras «milagrosas», sistemas y aparatos de ejercicios que, supuestamente, te dejan comer todo lo que deseas y tantas veces como lo deseas, lo único cierto es que la pérdida de peso se reduce a una verdad muy simple: menos calorías *adentro* (consumo) y más calorías *afuera* (ejercicio). Aunque mis médicos me hablaron durante años de la «dieta y el ejercicio», yo siempre esperaba que saliese algún producto que me permitiera seguir un camino más fácil. Soñaba con porciones ilimitadas de alimentos ilimitados y con que el único ejercicio necesario fuera un viajecito hasta la barra del buffet o el esfuerzo de levantar de nuevo el tenedor. Pero el camino a la salud no pasa por ahí. Por ahí pasa el camino hacia el desastre.

Como no quiero arriesgarme a que me acusen de practicar la medicina sin licencia no pretendo darte consejos médicos sobre tu método. Lo que sí haré es pedirte –de hecho, *te lo exijo*– que durante los *próximos doce días* sigas el plan con una devoción religiosa. Durante estos doce días no habrá ninguna trampa. ¡*Ninguna*! La razón principal es que debes probarte a ti mismo que eres capaz de hacerlo. Pero aún más importante es que tu cuerpo se desintoxique, literalmente. A partir de esos doce días cruciales comenzarás a experimentar una motivación que se refuerza a sí misma y a perder esos impulsos insuperables de comer que en el pasado te condujeron al fracaso.

Todos los días escucho la misma pregunta varias veces: «¿Qué cosas come usted?». Cuando acudo a banquetes o a otras funciones públicas, la gente se me acerca y me dice: «Quería ver qué come *usted*». El programa que seguí en la UACM me ayudó porque estaba dividido en tres fases. La primera consistió en un cambio bastante dramático en mis hábitos alimentarios; del azúcar y otros alimentos con un índice glicémico alto, como las papas y la pasta, pasé a ingerir sopas y bebidas que, por un lado, saciaban mi hambre y mis necesidades nutritivas y, por otro, me hacían sentirme cada vez más alejado de mi rutina alimenticia tradicional. A mí me sirvió porque no tuve que pensar, ni planificar ni dudar sobre lo que podía o no podía comer. Necesitaba pasar por una fase intensa de «separación» de mi propia voluntad, un periodo en el que no pudiera elegir mi comida hasta que *yo* cambiara lo suficiente como para ser capaz de tomar las decisiones correctas. En el camino hacia la salud pasarás por varias etapas, pero yo no me estoy refiriendo a una dieta temporal hasta hacer desaparecer ese globo que llevas en la panza. Las dietas temporales sólo llevan a pérdidas de penso temporales. Yo hablo de cambiar tu vida.

Este libro está escrito para personas que, como yo, desean pasar a ser «adictos a la comida *en proceso de recuperación*». Para personas que, al igual que me sucedía a mí, a menudo sueñan con la cena nada más acabar de almorzar. Para aquellos que saben lo que es recorrer la calle arriba y abajo intentando decidir dónde comer, no porque no haya ningún lugar apetecible sino porque *todos* te lo parecen, y al final acabas comiendo en *varios* de esos restaurantes. Si esto te resulta familiar, espero que lo que aquí te ofrezco te sirva de esperanza y de ayuda.

Pasé años con la dieta de «comida vista»: comida que *veía*, comida que quería devorar —y a menudo lo hacía—. Mi apetito me consumía a mí tanto como yo consumía la comida. Era adicto a la idea de que los alimentos, cualesquiera que fuesen, eran todavía mejores si se ingerían en cantidades enormes. Me encantaban los platos con la etiqueta de *jumbo, extra-grande, súper-grande, porciones gigantescas*...Me preguntaba si llegaría el día en que podría controlar mi apetito en lugar de que mi apetito me controlase a mí. A medida que reeducaba y modificaba mi metabolismo, iba adquiriendo consciencia de que muchos alimentos no sólo me engordaban sino que, encima, me provocaban un apetito aún mayor y más agresivo. Hasta que, finalmente, alcancé un punto crucial que me empujó a cambiar radicalmente mi estilo de vida y no simplemente a reprimir mis deseos.

El objetivo de este libro no es *suplantar* tu programa o tu libro de dieta preferidos; lo que pretende es *complementarlos*. El programa de los «12 STOPS» no *compite* con el plan que a ti te gusta, sino que está diseñado para completarlo con consejos para pasar de trabajar con un «programa» temporal a disfrutar de una situación permanente de salud y bienestar.

Muchas veces me piden una lista de algunos de los alimentos básicos que hay que comer y de los que hay que evitar. Estos son los «12 STOPS Alimenticios» más comunes en casi todos los programas y regímenes para adelgazar y mejorar el estado físico.

1. **STOP a consumir grasas *trans* o ácidos grasos *trans*.**
   Si en la etiqueta ponen «aceite vegetal parcialmente hidrogenado», casi es mejor que te comas el envoltorio y botes el producto. Desde el año 2006 la legislación federal requiere que las etiquetas de los productos alimentarios informen de la cantidad de grasas *trans* que contienen. Eso te ayudará a no acercarte a ellos.

2. **¡STOP a no comer vegetales y frutas!**
   El Instituto Nacional del Cáncer tiene un lema muy sencillo: *5 Al Día*. Un recordatorio de que hay que comer *al menos* cinco porciones de frutas y verduras todos los días. Y si puedes más, mejor. Cómelos tan naturales y frescos como puedas, sin cocerlos demasiado ni bañarlos en salsas ni en mantequilla. Te aseguro que son deliciosos.

3. STOP al azúcar refinado.

Eso incluye también el «azúcar oculto» en el jarabe de maíz con alto contenido de fructosa que llevan muchos productos.

4. STOP a los alimentos procesados.

Dale a tu cuerpo cosas que realmente pueda digerir, porque fue diseñado para eso. Si ingieres productos altamente procesados, le estás suministrando cosas digeridas antes por una máquina que te aportan más calorías muertas que nutrientes.

5. STOP a las porciones grandes.

Una buena regla es que la porción sea aproximadamente tan grande como tu puño. Aunque te cueste romper este hábito, *no* ordenes porciones súper grandes a menos que tengas pensado compartirlas con otras dos personas, por lo menos.

6. STOP a saltarse comidas.

Saltarse comidas *no* es una forma adecuada de adelgazar, sino de engordar. Si no comes, el cuerpo «piensa» que te vas a morir de hambre y frena el metabolismo. Especialmente importante es no saltarse nunca el desayuno. Yo lo hice durante años para «perder peso» y acabé con el peso de un San Bernardo.

7. STOP a ignorar las calorías.
Vigila tu consumo de calorías y asegúrate de ingerir
dos mil o menos por día.

8. STOP a comer sólo tres veces al día.
Lo digo de veras. Es mejor comer porciones
reducidas cinco o seis veces al día que hacerlo sólo
tres veces con porciones más grandes. Al comer más
comidas en el día, evitamos la sensación de «agujero
en el estómago» a la hora de sentarnos a la mesa
y nos permite sentirnos saciados sin atiborrarnos.
Desayuna bien, tómate un bocado a media mañana,
un almuerzo ligero, una merienda ligera a media
tarde (fruta, nueces), una cena razonable y, si
acostumbras a cenar temprano y acostarte tarde,
quizás un snack *muy* ligero por la noche.

9. STOP a la deshidratación.
Bebe *mucha* agua, por lo menos ocho vasos de ocho
onzas cada día. La orina debe ser clara (¡si bebes el
agua suficiente, tendrás muchas oportunidades de
comprobarlo!).

10. STOP a los alimentos fritos.
Nada que añadir.

**11. STOP a los alimentos con un índice glicémico
alto.**
Además de evitar el azúcar como si fuera matarratas,
manténte alejado de los alimentos altamente

glicémicos como los vegetales que contienen almidón (las papas, por ejemplo), el pan blanco y similares.

12. STOP a privarte de los granos buenos.

Debes comer panes, cereales y pastas integrales. Recuerda que pan integral no es lo mismo que «pan de trigo», ya que éste puede haber sido procesado excesivamente, en cuyo caso caería en la categoría de alimentos con un alto índice glicémico. Para encontrar pan y pasta elaborados con granos integrales, y no con harinas procesadas y enriquecidas, puede que tengas que ir a una tienda naturista.

Estas son algunas reglas sencillas, pero muy importantes, que te ayudarán a iniciarte en el camino hacia una alimentación sana y placentera. Sin embargo, debo repetir (la repetición es la madre de todas las enseñanzas) que tu objetivo no consiste sólo en «perder grasa», sino en «ganar una buena forma física». Lo primero se puede lograr en unos pocos meses, pero lo segundo se toma toda la vida. Lo que yo deseo es que hagas algo más que cambiar tu *figura*: ¡deseo que cambies tu *futuro*!

Ahora que das los primeros pasos de este viaje, quiero ser uno de los primeros en felicitarte por asumir el control de una parte de tu vida que ha estado fuera de control durante mucho tiempo.

ESTIMADO GOBERNADOR,

Sé que lo escuchará constantemente, pero usted es una verdadera inspiración para todos aquellos que creen que son incapaces de lograr algo. La mayoría de la gente no se da cuenta de que para tener éxito y llegar a la meta simplemente hay que empezar colocando un pie delante del otro.

Un pediatra, Arkansas

DEJA DE CAVAR TU PROPIA TUMBA

STOP 1

Deja de esperar el mañana

Muchas veces se ha dicho que «el camino al infierno está lleno de buenas intenciones». Pues bien, no hay ninguna duda de que en el camino a la *obesidad* abunda el tiempo perdido. ¿Recuerdas la última escena de *Lo que el viento se llevó*, cuando una demacrada Scarlett O'Hara declara: «Pensaré en ello mañana; después de todo, mañana será otro día»? Los obesos creemos que mañana es siempre un buen día para empezar a cuidarnos.

Los que tenemos problemas con el peso podemos identificarnos también con otra memorable escena de Scarlett O'Hara, aquella en la que mientras desentierra las papas del suelo grita al Cielo: «¡Nunca más volveré a pasar hambre!». Pues nosotros no solamente desenterraríamos las papas sino que nos las comeríamos todas, preferiblemente fritas. ¡Objetivo: no tener hambre nunca jamás!

Una de las principales razones por las que la mayoría de nosotros anhela estar delgado, pero nunca lo consigue, es que fracasamos a la hora de poner un gran STOP a nuestro hábito de demorar la solución. Es mucho más sencillo parlotear de nuestras intenciones de estar sanos y en forma, fijar una fecha en el futuro y, luego, no hacer nada.

«Empezaré mi nueva dieta después de las vacaciones».

«Voy a bajar algo de peso durante el verano».

«Quiero volver a mi rutina de ejercicios para verme bien en la boda de mi hija».

Ya escuchaste antes *todo* esto. ¡Qué caramba, si tú mismo *lo has dicho* muchas veces! El problema es que muchos de nosotros siempre nos aseguramos de que, sea cuál sea la fecha de inicio de nuestro nuevo régimen, nunca sea hoy mismo. Hace algunos años produje varios documentales para televisión en Guatemala. Siempre que le preguntaba a mi guía local e intérprete cuándo llegarían ciertos materiales, me respondía: «Mañana». Yo pensaba que se refería al día siguiente, y al día siguiente volvía a hacerle la misma pregunta —y a obtener la misma respuesta—: «Mañana». Ante tanta demora y tantas promesas incumplidas comencé a enojarme. Finalmente, uno de los hombres del pueblo me lo explicó: «Mañana no quiere decir al día siguiente, quiere decir 'hoy no' ».

¿Estás siguiendo la dieta de *mañana*? Es probable que, si siempre dejas para otro día cuestiones como tu salud y tu forma física, también lo hagas con otros asuntos. Si finalmente logras asumir el control de esta área de tu vida, puede que se te abra una oportunidad magnífica para desarrollar una disciplina personal que abarque a otros espacios de tu vida más allá de tu cintura (que espero que cada vez sea más estrecha).

De todas las excusas que se hacen para demorar en lograr un estilo de vida sano, te aseguro que la mía era de las mejores. La vida de gobernador es muy complicada y mi agenda es mucho más compleja de lo que la mayoría de la gente se imagina. Hay varias personas en mi oficina dedicadas exclusivamente a gestionar mi agenda, es decir, cada minuto del tiempo que paso despierto –¡e incluso momentos en que ni siquiera estoy despierto!–. Recibimos cientos de invitaciones para tomar parte en eventos de toda clase, desde el corte de cintas de inauguración hasta visitas reales. Esta es la parte más dura de mi trabajo, sin duda. Debo dedicar una gran parte de mis tareas y mis viajes a responder a las agendas y a las prioridades de otros. Cuando la gente me pregunta: «¿Cómo encuentra usted tiempo para hacer ejercicio?», les respondo que no *encuentro* tiempo, sino que ¡yo *hago* el tiempo! Si esperas hasta «encontrar» tiempo *nunca* –escucha bien lo que digo– *nunca* lo encontrarás. Es primordial que *hagas* tiempo para cuidar de tu cuerpo de la misma manera que haces tiempo para ir a trabajar, para bañarte, para cenar o para ir al cine. Soporto una cantidad tremenda de interrupciones en mi agenda para las que debo estar preparado: sesiones legislativas especiales; desastres naturales (francamente, a veces es difícil distinguir entre un debate parlamentario y un tornado); crisis presupuestarias; la gestión de más de cincuenta departamentos con rango de gabinete; tener la responsabilidad de más de trescientos veinte directorios, agencias y comisiones; y dirigir a cincuenta mil empleados; eso sin contar las políticas que tanto nos afectan: policía, prisiones, educación, salud pública, carreteras, medio ambiente, empleo e impuestos.

A pesar de la insistencia de mi familia, mis amigos más

cercanos y mi médico, siempre me las arreglaba para articular una buena razón para justificar que «hoy no creo que sea un buen día para hacer algún cambio en mis hábitos alimentarios o de ejercicio». ¡*Mañana*!

Hubo ocasiones en que realmente hice planes concretos para tratar de rebajar mi cada vez más protuberante circunferencia. Pero mi preparación para esos días consistía en comerme toda la comida chatarra que tenía acumulada porque –así me convencía a mí mismo– sería de mal gusto desperdiciar todas esas cosas tan sabrosas. Fijaba una fecha en el calendario para dentro de algunas semanas y, acto seguido, procedía a zamparme las bolsas de papitas fritas, dulces y otros deliciosos artículos que tenía almacenados precisamente para ocasiones como ésa. Obviamente, tan pronto como acababa con todo, los empleados de la Mansión del Gobernador, siempre atentos a mis necesidades, se encargaban de reponerlo inmediatamente. Y entonces me inventaba una nueva lista de razones para retrasar mi proyecto otro mes. ¡*Mañana*!

Una de mis excusas favoritas era fijar como punto de partida una fecha especial. «Empezaré a alimentarme correctamente cuando pasen Acción de Gracias y Navidad». ¡Claro! Luego llega el Súper Bowl («¿para qué voy a empezar a hacer dieta antes de este día?»). Y después llega otra ocasión especial, y otra, y otra. Entre feriados, cumpleaños y eventos especiales como celebraciones religiosas y mítines políticos, siempre encontraba alguna razón para demorarme «otra semanita más». Incluso me hice experto en celebrar los festejos de otros. ¿Cuántos bautistas conoces que observen todas las fiestas judías?

Mi forma de racionalizar todo esto era que si las alacenas estaban llenas de tanta y tan costosa comida –aunque poco sana– era una verdadera pena desaprovecharla. «Empezaré a comer bien en cuanto acabemos con toda esta comida basura». (Por supuesto, siempre encontrábamos la manera de sustituirla con otra comida igual de dañina).

La perspectiva de algún viaje siempre era una excusa excelente. «Voy a estar dos semanas en Nueva Orleans; me resultará imposible no probar la estupenda cocina criolla y *cajun*. Y el mes que viene viajo a Chicago. ¿Cómo voy a ir a Chicago y no probar la pizza tan sabrosa que hacen en esa ciudad? Además, luego tengo el crucero que vamos a tomar por nuestro aniversario. ¡Estaría loco si no degustase todos esos buffets que ponen a medianoche!».

Mi esposa me solía recordar sutilmente una promesa que le hice cuando cumplí cuarenta años. En agosto de 1995 le dije a Janet que estaba entrando en una edad más vulnerable a los infartos del corazón, especialmente por los estreses que conlleva mi trabajo, los factores genéticos de mi familia y mi propia vida sedentaria. Le dije entonces que una de las claves para mantener la salud sería tener un nuevo bote para ir a pescar róbalo. Así podría practicar una actividad recreativa que para mí era relajante y terapéutica. Durante meses no paré de contarle cuentos sobre lo maravilloso que sería tener mi propio bote para la pesca del róbalo; uno de mis argumentos era que sería mucho más barato que un ataque al corazón. Lo increíble es que ella me creyó y el día de mi cuarenta cumpleaños me regaló un bote Bass Cat totalmente nuevo y completamente equipado con un motor fueraborda Mercury de doscientos veinte y cinco caballos.

Desgraciadamente, tendrían que pasar varios años hasta que cumplí mi promesa y empecé a cuidarme de mí mismo. Soy el primero en admitir que no es fácil cambiar toda una vida repleta de hábitos destructivos. Pero tampoco será más fácil mañana, ni la próxima semana, ni el año que viene, ni después de una de esas fechas que nos marcamos artificialmente, como la graduación o un cumpleaños especial. Hay cuatro principios básicos que son esenciales para DEJAR DE ESPERAR EL MAÑANA:

1. *Fija* un momento muy concreto y definitivo para empezar tu programa dentro de las próximas dos semanas.
2. Comunica esa fecha a varios amigos de confianza, a tus familiares cercanos y, quizás, a tu médico.
3. Empieza. En cuanto te hayas puesto una fecha y la hayas comunicado a tu gente, empieza. No dejes que nada te impida llegar a esa cita tan importante que puede cambiar tu vida.
4. ¡No abandones!

Aún más difícil que ponerse una fecha específica para empezar a cambiar los hábitos alimenticios es dejar de posponer el ejercicio. Trataré de la importancia de la actividad física un poco más adelante, pero ahora quiero hablarte de lo importante que es empezar a *moverse* ya.

A mí me resultaba muy sencillo convencerme de empezar a hacer ejercicio *mañana* en lugar de *hoy*. Uno de los aspectos más estresantes de mi trabajo es que no se acaba nunca. Por muchos documentos que firme, discursos que haga, reuniones que tenga o eventos a los que asista, siempre hay muchos más aguardando en el horizonte. Me gusta cocinar, en gran parte, porque cuando preparas una comida siempre hay un punto de salida y un punto de cierre. Además, los resultados son obvios e inmediatos y hay una posibilidad cierta de gratificación cuando la receta sale bien. El hacer cosas que tienen principio y fin, y que ofrecen una conclusión definitiva, me reporta una gran satisfacción. De modo que aquellos días que sentía la tentación de empezar a hacer deporte, siempre encontraba la forma de recordar que me quedaban cosas por hacer en mi agenda y atrasaba el ejercicio un día más.

Una de las cosas de las que más feliz y orgulloso me siento en el proceso de reconquista de mi salud sucedió durante las primeras Navidades luego de iniciarlo. Por primera vez en mi vida *perdía* peso en lugar de *ganarlo*. Estaba totalmente decidido a no arruinar el esfuerzo de los meses anteriores dejándome llevar por todos los dulces que, inevitablemente, se pondrían delante de mi a todas las horas del día. Era consciente de que llegaba un reto muy importante, el momento de saber si estaba pasando por una simple «fase» o si mi vida estaba cambiando de verdad. Tengan en cuenta que para mí la *temporada navideña* comprende el periodo que va desde Acción de Gracias hasta el Súper Bowl.* Estoy hablando del Día de Acción de Gracias, los días anteriores y posteriores a las Navidades y el Año Nuevo (con sus agotadoras sesiones de *football*† y de comida). Mi temporada navideña no acaba

---

* Desde el último jueves de noviembre hasta el último fin de semana de enero, aproximadamente. Nota del traductor.
† Se mantiene el término en inglés para distinguirlo del fútbol-soccer. Nota del traductor.

hasta el fin de semana del Súper Bowl, que se puede describir como un evento en el que veintidós deportistas en una cancha necesitan desesperadamente un descanso mientras setenta mil espectadores en el estadio y millones más en sus casas necesitan desesperadamente algo de ejercicio.

Aún más increíble que mi habilidad para aguantar esos dos meses sin engañarme a mí mismo y, realmente, perder peso en vez de ganarlo, fue el hecho de que nunca tuve la tentación de salirme del plan. En esas fechas es tradicional celebrar en la mansión oficial y en los despachos del gobernador lo que se denomina «Navidades en el Capitolio», una serie interminable de actos oficiales caracterizados por las enormes cantidades de comida disponibles, siempre deliciosa, y siempre engordante. Todos los días llegan regalos navideños, desde pasteles de frutas a galletas, pasando por dulces, tartas, nueces azucaradas y crema de chocolate. Los STOPs que ya había hecho y los pasos que había dado me ayudaron, por primera vez en mi vida, a resistir la tentación de dejarme llevar por esos productos. No sólo eso, sino que obtuve más placer diciendo «no, gracias» que el que habría sentido comiendo todo aquello.

Como te puedes imaginar, la sensación de satisfacción que se tiene cuando la gente percibe que tu imagen y tu salud personal han mejorado es extraordinaria. No pasa un día sin que se me acerque alguien y me diga: «Usted se ve fantástico». Me encanta cuando ocurre, aunque también me doy cuenta de que antes debo de haberme visto horrible.

Frank Broyles es el director deportivo de los Razorbacks de la Universidad de Arkansas y antiguo director técnico de su equipo de *football*. En 1964 dirigió al grupo que ganó el campeonato nacional y ahora sigue como director deportivo a pesar de que tiene más de setenta años. Frank Broyles es un hombre que se conserva excepcionalmente bien y un ejemplo a seguir para quienes desean llevar una vida sana. A finales de 2003 asistí con el *coach* Broyles a un evento en Fayetteville. Hacía varios meses que no me veía. Yo había perdido una cantidad de peso extraordinaria, y me felicitó y alabó efusivamente por el cambio. Me dijo algo que me pareció muy profundo, y recurro a ello siempre que me entra la tentación de disfrutar del placer culpable de un trozo de pastel de queso, de tarta de nueces o de un poco de puré de papas con salsa. Me dijo: «Gobernador, hace años me di cuenta de que no hay nada que sepa mejor que saber que uno está delgado».

¡Qué razón tenía! Siendo alguien que ha probado prácticamente todas las comidas deliciosas que se pueden encontrar en la tierra, estoy plenamente de acuerdo con lo que me dijo el *coach* Broyles. No hay nada que sepa mejor que saber que uno está delgado. O, como lo diría yo: «No hay nada que sepa mejor que saber que uno está sano».

Antes que nada, tienes que superar el primer STOP del camino a la salud y al bienestar físico permanente:

DEJA DE ESPERAR EL MAÑANA. ¡HAZLO YA!

Estimado Gobernador,

Soy residente de este estado desde hace quince años. No presto mucha atención a la política, pero ya no puedo seguir con la boca cerrada. Quiero felicitarle por su pérdida de peso y quitarme el sombrero por todas las cosas que ha hecho usted respecto al problema de la obesidad. Yo he sido obeso durante toda mi vida; de hecho, he sufrido obesidad morbosa severa. Ahora soy simplemente obeso. No sabía que usted había perdido peso hasta que yo empecé a perder el mío. Hubo una época en que cuando no estaba en mi trabajo era prisionero en mi propia habitación. Sé que le estoy dando más información de la que usted probablemente desea, pero sentía la necesidad de decírselo. La obesidad siempre ha sido un problema personal y le agradezco que lo haya sacado un poco más a la luz pública. Ojalá yo pudiese hacer algo más.

Usted siempre ha sido esa persona de la que yo oía hablar en las noticias o en los diarios, pero con la que no tenía nada en común. Supongo que ahora [puedo decir que] ambos somos unos «perdedores». ¡Perdedores de peso! En este caso estoy encantado de ser un perdedor. No comparto todo lo que usted ha hecho desde su cargo, pero le puedo decir que, en cuestiones de peso, estoy con usted el 110 por ciento.

Arkansas

STOP 2

Deja de inventar excusas

Si me hubiesen dado una moneda por cada vez que me inventé una excusa para no comer adecuadamente o hacer ejercicio, sería rico. Pero si quieres gozar de un cuerpo que esté siempre en forma y que transforme tu imagen y cómo te sientes en tu interior, es muy importante que digas: ¡STOP!

Permíteme que haga una lista de algunas de mis excusas preferidas. Léela y piensa si son similares a las tuyas. (¡Por favor, no me las envíes; ya no necesito más en mi repertorio!). Algunas ya las mencioné en la introducción, pero conviene prestarles un poco más de atención.

1. Tengo una predisposición genética para el sobrepeso.

No cabe duda de que puede haber factores hereditarios. Hay personas predispuestas a la diabetes, a las enfermedades coronarias o, incluso, al alcoholismo, pero esa es una excusa muy débil para no cuidar de nosotros mismos. Además, si sabemos que tenemos una tendencia genética hacia una enfermedad deberíamos esforzarnos aún más por evitar sus consecuencias. Como dije antes, en la medida que yo conozco, mi familia, yendo para atrás varias generaciones, siempre ha tenido problemas con el exceso de peso. He comentado en numerosas ocasiones que si los Huckabee hiciésemos una reunión familiar en un restaurante con buffet libre, el propietario del establecimiento iría a la ruina en un sólo día. Mis propios padres, ambos ya fallecidos, tenían diabetes y otros problemas físicos, muchos de ellos relacionados con el exceso de comida alta en calorías y baja en nutrición y con la falta de ejercicio adecuado.

Mi padre sufrió un ataque al corazón y tuvo una operación de *bypass* coronario cuando tenía sesenta y pocos años. A mi madre la tuvieron que operar para desatascar sus arterias femorales; más tarde sufrió un aneurisma debilitante y un infarto cerebral, ambos la dejaron en una condición muy penosa durante largo tiempo, hasta el momento de su muerte. Dos de mis abuelos también tenían diabetes. Si hay algo genético en la obesidad y en la mala salud, se puede decir que tengo toda la justificación para alegarlo como excusa. Pero fueron *mis propias decisiones*, y no solamente mis genes, las que me llevaron a una situación crítica.

2. Tengo los huesos muy grandes.

¡Esta es una de mis favoritas, sin duda! Nadie

sabe muy bien qué quiere decir esto, aparte de
ser una excusa por estar gordos. Podemos alegar
que tenemos muy poca piel o grasa rodeando
esos enormes huesos que supuestamente hemos
heredado. Ahora bien, a menos que nos hagan una
radiografía del esqueleto, no comprendo cómo
podemos determinar que nuestro exceso de peso es
resultado de la densidad de nuestros huesos. Pero,
claro, resulta mucho más aceptable decir «tengo los
huesos grandes» que «consumo el equivalente a las
necesidades alimentarias de seis personas», o «como
lo mismo que una aldea de mediano tamaño en
Etiopía».

3. Es cultural.

Ya he confesado el impacto y el efecto que mis
raíces sureñas tuvieron en mis hábitos alimenticios
y de ejercicio, pero hay muchas otras culturas que
también podrían utilizarse como excusa para lo
mismo. Mis amigos de Wisconsin podrían aducir
que tienen el deber cívico de consumir cantidades
masivas de productos lácteos y de hacer ejercicio
sólo durante los meses del año en que no hay nieve
afuera. Los de Filadelfia podrían argumentar que,
en su cultura, el sándwich de bistec con queso es
algo tan tradicional y común como puede serlo un
pez gato (bagre) frito a la sureña en Mississippi o un
trozo de carne rebozado en grasa en Texas. Hablar
de comer grandes cantidades de maíz en Nebraska y
de jamón ahumado en Iowa, o, incluso una bandeja

entera de café *lattes* rebosantes de azúcar y leche en Seattle son puras excusas regionales. La realidad es que, si bien no hay duda de que la cultura influye, incluso de forma dominante a veces, en última instancia hacemos lo que hacemos porque nosotros lo *elegimos*.

4. No tengo tiempo para hacer ejercicio y, por supuesto, tampoco lo tengo para planificar mis comidas.
En realidad, tenemos tanto tiempo como cualquier persona. Todos tenemos ciento sesenta y ocho horas por semana, sin discriminación de raza, sexo, procedencia étnica o religión. No se trata del tiempo de que disponemos, sino de cómo decidimos organizarlo. Eso es lo que determina si incluimos en nuestra agenda hacer ejercicio o comer correctamente. Hay dos posibilidades: la primera es creer que unos buenos hábitos nos mantendrán con vida; la segunda es ignorarlos porque, por alguna razón, pensamos que mirar en la televisión otro episodio de *Jeopardy!* es más importante que ir al supermercado a comprar los ingredientes para una ensalada fresca (lo cual sabemos que sería mucho más sano que una lata de esa bazofia indescriptible llena de grasa y disfrazada de alimento que simplemente pondrá un tapón en nuestras arterias). Recuerda lo que dije en el capítulo anterior. Nunca vas a *encontrar* el tiempo; ¡tienes que *hacer* tu propio tiempo!

5. He probado todas las dietas y ninguna ha funcionado.

Esta fue una de mis excusas favoritas durante mucho tiempo. En realidad, cuando era un adolescente sí hice la dieta Atkins, y con éxito. De hecho, a lo largo de los años he seguido toda clase de dietas imaginables, desde las bajas en grasa hasta las altas en proteínas, las bajas en carbohidratos y las basadas en comer sólo bananas y sopa de repollo. Incluso probé dietas Phen-Phen* y otras exclusivamente líquidas. Todas funcionaron hasta cierto punto, pero el problema fue que nunca se produjo un cambio sustancial en mi estilo de vida. Para mí, una dieta era algo temporal para perder peso en lugar de ser un catalista que me llevara a practicar cambios permanentes en mi alimentación y en mi actividad física. Una de las diferencias fundamentales es que esta vez no me propuse perder una cantidad concreta de peso. Cuando me preguntaban: «¿Cuánto quieres adelgazar?» yo respondía que el objetivo no era el *peso* en sí, sino gozar de buena *salud* y *estar en forma*. Aunque hayas probado todo tipo de dietas, intenta algo diferente esta vez. En lugar de pensar que estás a dieta, imagínate que estás embarcado en una *misión permanente y vital* para ajustar tus hábitos alimenticios y acepta el hecho de que no lo lograrás a menos que tengas la voluntad de

---

* La dieta Phen-Phen está basada en la combinación de diversos medicamentos para adelgazar, principalmente la Fenfluramina y la Fentermina. Nota del traductor.

sostener este proceso durante toda tu vida. Incluso si adoptas un método de adelgazamiento que excluya al principio algunos tipos de comida, que te exija comer sólo algunas cosas o que funcione a base de sustitutos como los batidos de proteínas, sea lo que sea, debes asumir que, a largo plazo, tendrás que aprender a comer racional y nutritivamente.

6. ¡Los programas para mejorar la salud son demasiado caros!

Los funerales también, especialmente cuando hay que contratar a más personas para levantar el ataúd. El programa de la fase de adelgazamiento que llevé a cabo en UACM era un poco caro, pero al solucionar algunos problemas de salud pude dejar varios medicamentos que hasta entonces tomaba regularmente; lo que me ahorro mensualmente en medicinas compensa con creces el costo del programa. En realidad, el mayor gasto que tuve con mi nueva y saludable rutina fue tener que alterar y, eventualmente sustituir, prácticamente todo mi vestuario. Para cuando me traían los trajes ya arreglados del sastre resultaba que otra vez me quedaban demasiado grandes. Hasta que ya no pudieron arreglarse más. Quienes no hayan pasado nunca por esta experiencia, piensen en esto: si los bolsillos del frente pasan a ser los de atrás, y los de atrás tienen que coserse juntos, probablemente llegó el momento de cambiar de pantalones.

Si sigues creyendo que sale demasiado caro

recuperar la salud, piensa en lo que te cuesta no
tenerla. Tu seguro cuesta más. Las facturas del
médico son mucho mayores y las de la farmacia,
estratosféricas. Pagas más para comprar ropa de
talla grande y, encima, tienes menos artículos para
elegir. Y si la tendencia social continúa, es posible
que tengas que empezar a pagar por dos asientos
cuando vueles o cuando vayas al cine. Para adquirir
hábitos sanos no es preciso que vayas a uno de esos
gimnasios tan caros ni a una clínica especializada.
Lo que tienes que hacer es DEJAR DE INVENTAR
EXCUSAS.

Quizás lo has probado y has fracasado, probado y fracasado,
probado y fracasado. Y te preguntas: «¿Para qué seguir intentándolo?». La respuesta es: ¡Porque quizás no lo intentaste lo
suficiente!

Cuando eras chico y aprendiste a montar en bicicleta no
te subiste a la de dos ruedas y empezaste a dar pedal al momento. Lo más probable es que intentaste subirte, te caíste
y te pelaste las rodillas. Pero volviste a intentarlo, una y otra
vez, hasta que aprendiste.

Sarah, mi hija más joven, fue aceptada a la universidad
recientemente y ahora trabaja en Washington, D.C. Un día,
cuando tenía unos pocos meses, decidió que había llegado
la hora de dar sus primeros pasitos. Había pasado esos primeros meses de vida observando el arte de caminar practi-
cado por su padre, su madre y sus dos hermanos mayores.
Era evidente que caminar suponía un gran avance respecto
a andar gateando y rodando por el suelo. Se le veía muy

decidida a dar esos pasos y a unirse al resto de la familia para desplazarse caminando. Jamás olvidaré el día en que lo intentó por primera vez. Se acercó a gatas hasta una mesita que teníamos en la sala, se agarró de ella, se puso de pie y se soltó, anticipando lo que sería el primero de muchos pasos. Pero en lugar de correr hasta el otro lado de la habitación, se tambaleó y cayó de bruces contra el suelo. Pude ver en sus ojos que estaba muy decepcionada.

Entonces se arrastró por el suelo hasta la esquina de la habitación, se sentó y proclamó con voz firme y clara: «Bien, he tratado de caminar y no ha funcionado. Me doy cuenta de que tú, mamá, John Mark y David lo hacen bastante bien, pero son testigos de que después de varios meses de anticipar y preparar, e incluso estudiar, para este momento, yo he tratado de caminar y he fracasado. Como lo he intentado y no he tenido éxito, supongo que tendré que confiar y depender de ustedes y de otros en la familia para trasladarme donde sea necesario durante el resto de mi vida».

¡Sarah no hizo ni dijo nada de eso, obviamente! Lo que ocurrió fue que se aferró a la mesa, se paró e intentó caminar. Sí cayó de cara. Pero en lugar de abandonar su misión, volvió a gatas hasta la mesa y trató de ponerse de pie otra vez. Lo repitió una y otra vez hasta que se cansó y se quedó dormidita en el suelo. Luego lo intentó de nuevo y volvió a caer, y otra vez, y otra más, hasta que, finalmente, logró dar unos pequeños pasos. En poco tiempo estaba caminando por la habitación, luego por toda la casa y más tarde por el vecindario. ¡Ahora no hay quien la siga!

Hay muy pocos músicos que se sienten al piano por primera vez y toquen una obra maestra. Toco la guitarra desde que tenía once años y recuerdo lo dolorosos que fueron los comienzos, cuando los dedos se ponían casi en carne viva por las horas y horas que ensayaba. Ahora tengo mi propia banda de rock and roll compuesta, en su mayor parte, por personas de mi oficina y algunos amigos. Nos llamamos «Capitol Offense» y nos la pasamos realmente chévere; imagínate un puñado de tipos de mediana edad tocando rock and roll clásico y haciendo realidad nuestro sueño de ser músicos.

Como soy el único gobernador activo de Estados Unidos con su propia banda de rock and roll nos llegan invitaciones muy interesantes. Hemos actuado de teloneros de Willie Nelson, Charlie Daniels Band, Grand Funk Railroad, Dionne Warwick, Percy Sledge, .38 Special y otros. Hemos actuado también en los festejos inaugurales del presidente Bush, en conferencias de la Asociación de Gobernadores del Sur, del Consejo de Gobiernos Estatales y de la Comisión de Educación de los Estados, así como en numerosos eventos benéficos. En Nueva York participamos en un concierto al aire libre presentado por el gobernador George Pataki durante la convención republicana de 2004.

Tocar un instrumento musical y recibir el aplauso de miles de personas es un placer extraordinario. Pero aquellos primeros días, cuando me quemaba los dedos aprendiendo a tocar con una sencilla guitarra eléctrica que mis padres me regalaron en las Navidades de 1966 a través de un catálogo de JCPenney, me era difícil imaginar que un día llegaría a tocar y a disfrutar tocando con músicos profesionales y artistas tan importantes.

Hace unos cuantos años, cuando Grand Funk Railroad vino a Little Rock en una gira de reencuentro de la banda, me invitaron a asistir a las pruebas de sonido y a tocar el bajo durante el ensayo. Mientras estaba allá, observando al guitarrista y vocalista, Mark Farmer, a sólo unos pocos pasos de distancia, caí en la cuenta de que uno de los grupos que yo había idolatrado en mi adolescencia estaba tocando una de sus canciones más famosas y yo estaba con ellos, sacando con mi bajo las notas de «Some Kind of Wonderful».

En 2004 llegó a Little Rock en su gira de despedida una de las mejores bandas de country de todos los tiempos, Alabama. Con ese motivo organizamos un almuerzo para estos legendarios músicos. Yo estaba en la gloria. Esa noche me invitaron a subir al escenario para acompañarlos al bajo con uno de sus temas más famosos, «I'm in a Hurry». Más tarde, un amigo mío con quien había tocado en una banda en la secundaria me preguntó cómo había logrado colaborar con Grand Funk Railroad, Alabama o con el cantante country Collin Raye. Mi respuesta inicial fue: «Práctica, compadre, práctica». Por supuesto, la realidad es que ser gobernador contó mucho más que mi talento como músico. Pero sea lo que sea, deporte, música o comer bien y hacer el ejercicio adecuado, no sirve de nada escudarse en la excusa de «lo intenté y no funcionó». De modo que el STOP número dos es muy importante:

DEJA DE INVENTAR EXCUSAS.

ESTIMADO GOBERNADOR,

Mi hermana me envió la semana pasada un artículo de un diario de Baltimore [sobre su pérdida de peso]. Lo primero que pensé fue: Otro artículo más relacionado con mi diabetes. Hace dos años me diagnosticaron con diabetes tipo II. Me asusté mucho y me enojé por dejar que me sucediera. ¿Cómo pude permitirlo? Mi médico es muy estricto, pero necesito alguien así que me diga las cosas claras y a la cara. Me envió a un curso de seis semanas sobre la diabetes y me enfadé con él porque no quería ir; lloré mucho. Cuando llegué al curso era la única que no había tenido un ataque al corazón, perdido una extremidad, etc. Eso me dio más fuerza para luchar. Ahora camino una hora todos los días y he perdido cuarenta libras. Mi doctor quiere que adelgace aún más, y yo pienso continuar con un estilo de vida saludable durante el resto de mis días, porque todavía tengo el miedo metido en el cuerpo. Luego que leí su artículo lo releí una y otra vez. También lloré, porque mi objetivo en la vida es no tomar más medicinas. En el artículo decía que usted ejercita con una bicicleta estática reclinada. Yo sabía que tenía una en el sótano pero nunca la utilicé. ¿Le sorprende? Pues esta noche me he subido a ella por primera vez. Pensé que si usted pudo hacerlo, yo también. Me ejercité durante veinte minutos y, a partir de ahora, lo voy a hacer todos los días después de mi hora de paseo. Espero alcanzar mi objetivo de peso antes de lo previsto. Quizás cuando vaya a ver a mi médico en octubre las cosas se vean incluso más brillantes que antes. Lo que quiero que sepa es que estoy muy contenta de que mi hermana me enviara aquel artículo y que usted me ha inspirado mucho. Incluso les envié el artículo a mi médico y a una compañera del trabajo. En septiembre tomaré parte en la Marcha Benéfica de la Asociación contra la Diabetes. Gracias de nuevo por ayudarme en mi camino. Sepa que cuando me sienta descorazonada recurriré a su artículo. ¡Cuídese!

Missouri

STOP 3

Deja de estar sentado en el sofá

Durante los primeros treinta años de mi vida adulta intenté seguir una dieta y adelgazar varias veces, y en unas cuantas ocasiones probé a iniciar una rutina de ejercicio. Inevitablemente, fracasé en ambos frentes.

Lo que nunca traté de verdad fue hacer un esfuerzo realista y alcanzable que comprendiese las dos cosas al mismo tiempo. Para ello tuve que desarrollar un enfoque mucho más amplio que tuviera como meta mi salud en su conjunto y no sólo eliminar algunas libras de peso en un plazo y por un motivo concreto.

Cambiar ocasionalmente mis hábitos alimenticios durante los periodos de dieta me resultaba difícil, pero nada como ponerme a hacer ejercicio. Me gustan los deportes y de niño disfrutaba jugandolos, pero cuando llegué a la escuela intermedia quedó bastante claro que en mi futuro no estaba escrito llevar a la victoria a los Dallas Cowboys en el Súper Bowl ni ser nombrado Jugador Más Valioso de la NBA. El ejercicio, el deporte, para mí era mucho más que difícil, era prácticamente imposible. Por eso siempre me parecía más sencillo encontrar otras cosas más urgentes que hacer y de las que dependieran otras personas. Me decía a mí mismo que irme a practicar deporte era muy egoísta porque sólo me beneficiaba a mí, mientras que mi trabajo beneficiaba a otros y por eso era prioritario. Francamente, nadie ha quedado más sorprendido que yo al descubrir que no sólo tolero hacer ejercicio a diario sino que respeto mi rutina casi fanáticamente. Los días que tengo la agenda ocupada con actividades muy tempranas, en lugar de saltarme mi programa, simplemente pongo el despertador un poco antes y me levanto de la cama a las tres y media de la mañana, por ejemplo, para correr, caminar, montar en la bicicleta estática reclinada o levantar pesas.

Es difícil explicar el desprecio que sentía antes por el ejercicio y por quienes lo practican regularmente. Acostumbraba a decir: «¿Para qué sirve correr si cuando vas trotando por la carretera te atropella un camión?». A lo mejor tú eres tan bueno como yo encontrando razones para no mover las piernas, pero lo cierto es que te puede cambiar la vida. Para ello tienes que tomar la decisión consciente de DEJAR DE ESTAR SENTADO EN EL SOFA.

La mayoría de la gente fracasa en este punto porque empieza con una actividad mucho más exigente de lo que es razonable o realista. Permíteme que comparta contigo algo que a mí me fue muy útil. Espero que también te sirva a ti.

Antes de embarcarte en un programa de entrenamiento o

en un plan para cambiar drásticamente tus hábitos alimenticios, es muy importante que hables con tu médico. Asegúrate de que le explicas lo que quieres hacer y la razón de tu visita. Elabora una lista de preguntas para hacerle:

- ¿Qué límites tengo para practicar deporte?
- ¿Tengo los pies, los tobillos, las rodillas, las caderas, etc. en buena forma para caminar?
- ¿Cómo tengo la presión sanguínea? ¿Y el azúcar en la sangre? ¿Y el colesterol?
- ¿Si como (o dejo de comer) ciertas cosas, ¿puede suponer un problema y, tarde o temprano, agravar mi condición?

Si tu médico no quiere ayudarte en esto y actúa como si sólo le interesara tratar tus enfermedades y no prevenirlas, ¡*búscate otro doctor*! No es broma. *Debes* tener un médico que prefiera que estés sano, aunque no le visites con frecuencia, y no uno que te utilice de conejillo de indias, siempre disponible para aceptar un interminable arsenal de medicamentos y tratamientos –nada baratos, por cierto– diseñados para combatir los síntomas, pero no para ayudarte a modificar tu forma de vida. Es increíble cómo he mejorado de mi nariz –ya no tengo que sonármela tanto como antes– desde que estoy sano, y mis antiguos problemas respiratorios crónicos son ahora escasos y muy esporádicos. Recuerda que tu trabajo no consiste en contraer la «enfermedad del mes» para mantener ocupado a tu doctor.

Habla con tu médico. Hazle preguntas. Solicita su consejo. ¡Y muévete!

Si tu sobrepeso es muy alto, puede que te diga, como me dijo a mi, que debes adelgazar un poco antes de empezar a hacer ejercicio. El peso puede tener un impacto enorme en la capacidad para poner en marcha incluso la más simple de las rutinas, como la de caminar.

Al principio, dedícale sólo doce minutos, ni uno más, salvo que ya tengas la costumbre de practicar ejercicio. No pases de doce minutos. Mucha gente fracasa porque empieza a un ritmo demasiado intenso y luego es incapaz de sostenerlo. Según vayas creándote nuevos hábitos, tú mismo sabrás cuándo ir elevando poco a poco la duración y el rigor de la actividad, pero al principio lo importante es ser constante y hacer algo durante, al menos, doce minutos.

Procura que tu rutina sea sencilla y económica. Sinceramente, te aconsejo que no acudas a un gimnasio. Todavía no. Es mejor que emplees esos doce minutos en hacer ejercicio, no en manejar el carro yendo y viniendo del gimnasio. Probablemente te sentirías un poco tonto si tuvieras que manejar quince o veinte minutos para ir al gimnasio, hacer doce minutos de ejercicio y manejar otros quince o veinte minutos para volver. Si vas a un gimnasio, lo más habitual es que quieras trabajar con un entrenador personal, y éste quizás quiera ponerte un ritmo de trabajo mucho más exigente que el que eres capaz de soportar al comienzo, tanto física como mentalmente. Posiblemente llegue el punto en que contrates los servicios de un profesional o te inscribas en un gimnasio, pero este no es necesariamente el momento adecuado. El objetivo ahora es frenar los malos hábitos. Para eso necesitas centrarte en cosas que te ayudarán a poner en orden tu vida de la manera más sencilla y menos costosa posible.

Para empezar, por la mañana levántate quince o veinte minutos antes que el día antenor para no tener que estrujar esos doce minutos de ejercicio dentro de tu ya apretada agenda. Si estás convencido de que no tienes tiempo, harás lo que yo hacía y dirás: «Lo haré mañana porque hoy tengo mucha prisa y no tengo suficiente tiempo». Y es verdad. Seguro que no te queda tiempo a menos que *hagas el tiempo* y crees espacio en tu agenda para esos doce minutos, de igual modo que dejas espacio para un baño, el desayuno o para vestirte. Estoy convencido de que siempre tienes tiempo para estas cosas. Levántate de la cama quince o veinte minutos antes y así no tendrás problemas para completar los doce minutos del programa de ejercicios que hayas decidido seguir.

Quizás tengas ya un armario lleno de artículos deportivos que has ido comprando a lo largo de los años, en todas esas ocasiones que tomaste la determinación de ponerte en forma y lo dejaste. Si hay algo que te gusta entre todo ese material, úsalo. Pero si antes lo odiaste, dudo que te levantes un día y, de repente, te mueras de ganas de empezar a sudar encima de aquel aparato fabuloso que compraste después de ver un *infomercial* en la televisión. Lo que te sugiero es que empieces con algo que no requiera gastar más dinero ni equipos especiales y que puedas practicarlo allá donde estés: es decir, sal a la calle y camina. Puede que un paseo de doce minutos al día no se vea como nada especial, pero si llevas años sin levantarte del sofá eso basta para abrir camino a nuevos hábitos y empezar a liquidar los malos. Caminar es bueno porque es muy fácil, no exige ninguna preparación específica y puede hacerse en casi cualquier clima.

A mí me gusta hacer ejercicio por la mañana temprano porque todavía no han comenzado a entrar las llamadas telefónicas, las interrupciones, ni he empezado a pensar en razones por las cuales no tengo tiempo para hacerlo. Toda la vida me ha gustado levantarme temprano, y ahora mucho más. Normalmente me levanto a las 4:30 AM para comenzar el día con buen pie. A lo mejor tampoco es necesario que tú pongas el despertador a las 4:30 AM. Dependiendo de cuál sea tu reloj biológico, despertarte a las 8 AM puede ser un verdadero reto para ti.

Tengo amigos que se acuestan más tarde y prefieren darse un paseo o hacer un poco de deporte antes de irse a dormir. Otros, como algunos de mis propios colaboradores, prefieren hacerlo durante la hora del almuerzo, cuando esa carrera o ese paseo les hace recargar energía para el resto del día y evitar el abotargamiento que tantas veces sentimos por la tarde.

Cada uno tiene su forma de ver las cosas. Para mí, levantarme a las 4:30 AM es ideal, pero para ti puede ser algo tan deseable o práctico como quemarte el pelo en lugar de cortártelo. Haz lo que más te convenga a ti. ¡Lo primordial es hacer *algo*!

Basta con que ajustes tu rutina unos quince o veinte minutos y pasees mirando al reloj, vigilando los doce minutos, sin preocuparte por cubrir una distancia determinada. Utiliza ese tiempo para planificar tu día y reflexionar sobre lo importante que es tu salud para ti y por qué; recapacita sobre los varios STOPs que tienes que cumplir para lograr tu objetivo y sobre lo que vas a comer —o no— ese día. Al principio, es mejor que te ejercites solo porque cabe la posibilidad de que, si vas con otros, éstos quieran marchar más de doce minutos —y eso puede ser excesivo para ti–. O es posible que los tengas que esperar para empezar tu paseo y acabes irritado por ese tiempo extra que has «perdido» cuando sólo vas a ejercitarte doce minutos. Inicialmente, no te preocupes por ir rápido ni por caminar distancias largas. Recuerda que tu objetivo es acabar con los malos hábitos y acostumbrarte a hacer cosas saludables, no ganar ningún campeonato. Cuando yo empecé, me di cuenta de que doce minutos eran suficientes para ponerme a prueba y hacerme sudar. Resulta embarazoso admitirlo, pero después de un paseo de doce minutos quedaba exhausto y casi sin respiración. Una de las razones por las que decidí ejercitarme temprano por la mañana y yo solito fue que nadie podía ver lo mal que estaba. Casi no era capaz de caminar una cuadra ni de subir unas escaleras sin asfixiarme.

Tengo pies planos de nacimiento, y cuando digo *planos* no me refiero a que son nominalmente planos, sino que tengo básicamente invertida la estructura ósea de los arcos de mis pies. Mis papás me contaron muchas veces que, cuando nací, tenía los pies tan deformados que los médicos les dijeron que quizás nunca llegaría a caminar.

El hombre que me equipó con mi primer gran par de zapatillas para correr me dijo que mis pies eran los más planos que había visto en sus treinta y ocho años en la profesión. Los pies planos me han molestado toda mi vida. Durante mi primer año en la universidad me enrolé en el Cuerpo de Entrenamiento de Oficiales de la Reserva (ROTC)*. Cuando

---

* ROTC son las siglas de Reserve Officer's Training Corps, un programa de entrenamiento militar para estudiantes universitarios. Nota del traductor.

el director del programa (un coronel del ejército) vio mis pies me dijo que no tenía sentido que continuara porque el ejército nunca me aceptaría. Mis pies planos dieron al traste con lo que estoy seguro habría sido una brillante carrera militar en la década de los sententa, justo después de Vietnam. Francamente, eso era justo lo que estaba deseando escuchar para justificar mi falta de actividad física. Fue la excusa perfecta durante los siguientes treinta años.

Empecé a correr por puro accidente. Nada más ponerme en marcha con los 12 STOPS, hice deporte sin parar durante meses, caminando, montando en la bicicleta estática y levantando pesas varias veces por semana. Así fue como un día hice algo que no había hecho desde las clases de educación física de la escuela intermedia: comencé a correr, no sólo a caminar. Aquel momento fue como una escena de *Forrest Gump*, cuando Forrest ve que le persigue un grupo de abusones y, al echar a correr, se le caen las prótesis de la piernas. A mí me perseguía una vida entera llena de malas costumbres y de voces que me decían que no lo conseguiría. Pero aquel día descubrí que *sí podía*. Dada la condición de mis pies, nunca habría sido capaz, pero sucedió que durante aquel periodo de casi un año de caminatas y paseos reuní una fuerza y una resistencia desconocidas para mí hasta aquel momento. Nunca albergué ilusiones de correr maratones ni de convertirme en un corredor de fondo. Tengo claro que mi velocidad no me hará ganar ninguna medalla olímpica, pero es difícil describir la emoción que sentí al hacer a los cuarenta y ocho años algo que era incapaz de hacer a los dieciocho.

Más o menos un año después de empezar a hacer deporte, estaba en un encuentro ciudadano sobre la diabetes hablando con el secretario de Salud y Servicios Humanos, Tommy Thompson, y mencioné que pensaba correr una prueba de cinco kilómetros. Un reportero de la agencia Associated Press se interesó y habló conmigo posteriormente. Esa misma tarde envió un artículo por el teletipo con un titular que decía GOBERNADOR QUIERE CORRER UNA PRUEBA DE CINCO KM. Me habían descubierto. A partir de ahí sentí aún con más fuerza que tenía que correr, aunque debo confesar que me dio más miedo la carrera que mi campaña para la reelección como gobernador.

La carrera Firecracker 5K de Little Rock es una de las más antiguas y populares carreras de cinco kilómetros del estado. El doctor Kern y mi cirujano ortopédico, el Dr. Richard Nix (quien me operó las rodillas), me la recomendaron como una buena carrera para principiantes porque el trazado es casi todo llano o con una ligera pendiente descendiente y es un evento muy animado en el que participan muchas familias. Yo nunca había asistido como espectador a una carrera, y mucho menos como participante. Me temblaban las piernas sólo de pensar en ella, a pesar de que corría esa distancia como entrenamiento varias veces por semana. Para añadir más presión, la medallista olímpica y legendaria maratoniana Joan Benoit Samuelson iba a participar en la prueba. Habría una multitud de cámaras de televisión, fotógrafos y curiosos para ver correr a Benoit Samuelson y verme sufrir a mi (al menos eso es lo que yo imaginaba). Creo que la semana anterior a la carrera fue una de las más estresantes de mi vida. Mi esposa se fue a ayudar a nuestra «niñita» de veintidós años –recién egresada de la universidad– a mudarse a Washington,

DC para principiar su primer empleo. Y yo me quedé sólo con mi perro para preparar mi primera carrera.

Nunca me pasó por la cabeza la idea de mostrar un nivel competitivo. Mi único objetivo, como Rocky Balboa en la película, era acabar.

La mañana de la prueba llovía y, secretamente, recé para que la suspendieran. Aquel día aprendí que los atletas de fondo sí corren cuando llueve. Arribé con antelación y me rondó por la cabeza el pensamiento de no salir del vehículo, pero mi guardaespaldas, un agente de la policía estatal, y otro agente que me iba a esperar en la llegada, me convencieron para que no me pusiera «flan» en el último momento. Como mi autoconfianza era nula, me coloqué cerca de la cola para que los otros corredores no me pasaran por encima —o se rieran de mí—. Resultó ser un error porque, por delante mío, muchos apenas se movían y yo tuve que frenar mi ritmo.

Apenas puedo explicar la felicidad que sentí corriendo ese día. Era como ganar el Súper Bowl. Cuando llegué a la meta ni siquiera estaba agotado. Me sentía como en una nube. Pocas veces he experimentado algo semejante. Para la mayoría de los que corrieron fue una carrera más, pero para mí fue un hito, un momento épico, un hecho clave en mi transformación de estar gordo a estar en forma. A mi alrededor se agolparon reporteros con cámaras, cuadernos de notas y micrófonos, y me preguntaron por mi tiempo. Les dije: «¡Me ha tomado cuarenta y ocho años, diez meses y nueve días llegar hasta aquí!». Mi tiempo real fue 28:30, a 9:14 por milla. Nada que ver con las Olimpíadas, pero nada mal para un tipo de mediana edad que un año antes apenas podía caminar. Unos meses después, corrí otra prueba de 5K, y luego otra de

8K, mejorando mi tiempo a 8:43 por milla en un recorrido con bastantes cuestas. Mientras escribo este libro estoy preparándome para correr el maratón de Little Rock, es decir, ¡26.2 millas! Mi familia y amigos creen que es increíble, pero resulta aún mucho más increíble para mí. Yo no corría contra los otros participantes que habían pagado la cuota de entrada para tomar parte en la prueba, sino que estaba compitiendo contra mí mismo, contra cuarenta y ocho años de malos hábitos y de desprecio hacia mi cuerpo. Me daban igual los trofeos y los relojes. Yo ya era campeón porque había derrotado al enemigo más tenaz y difícil de todos. ¡Me había superado a *mí mismo*!

Quizás seas de los que se dicen a sí mismos que nunca lograrán romper la costumbre de estar sentado en el sofá y cambiarla por el buen hábito de hacer ejercicio. ¡Deja de decirte eso *ya* mismo! Yo me pasé treinta años levantando sólo el cuchillo y el tenedor; mi definición de *hacer abdominales* era acercar la panza lo más posible a la mesa para no dejar escapar un sólo trozo de comida. Por eso te aseguro que tú también puedes experimentar un cambio dramático en la forma en que enfrentas la vida. Así que ahorita mismo

DEJA DE ESTAR SENTADO EN EL SOFÁ.

Estimado Gobernador,

Luego de ver muchas noticias sobre el régimen para perder peso que siguió usted y los efectos de esa pérdida en su imagen, me sentí inspirado para empezar mi propio régimen. Según mi doctor, tengo un sobrepeso de más de cien libras respecto a mi peso ideal. Mi nivel de azúcar en la sangre es tan alto que se considera que tengo diabetes tipo II. Sus esfuerzos por promover un Arkansas más sano me han inspirado a perder el peso necesario para llevar una vida más saludable. No tengo palabras suficientes para agradecerle su dedicación a este problema en nombre de todos los que vivimos en Arkansas.

Arkansas

STOP 4

Deja de ignorar las señales que te envía tu cuerpo

El cuerpo humano es una verdadera maravilla. No sólo habla *por ti* sino que, si escuchas atentamente, también te habla *a ti*; de hecho, te habla a gritos, dándote pistas sobre cómo mejorar tu estado de forma en un proceso en el que puedes recuperar tu salud, fuerza, vigor y vitalidad.

Cuando leas la lista de señales que te puede estar enviando tu cuerpo, piensa que el beneficio que te reporta escucharlas será doble: por un lado, te ayuda a ser más consciente y a motivarte para transformar tus malos hábitos. Lo segundo es que esas señales irán desapareciendo poco a poco, a medida que cambias el curso de tu vida.

1. Te sientes cansado aunque no te hayas esforzado físicamente.

La fatiga puede ser causada por una combinación

de estar fuera de forma y comer alimentos que
hacen que tu nivel de azúcar en la sangre salte arriba
y abajo como un jugador de cinco pies tratando
de defender a Shaquille O'Neal. Es probable que
atribuyas el cansancio a la edad (es cierto que al
hacernos mayores algunas capacidades comienzan a
disminuir). Pero si tienes sobrepeso y estás fuera de
forma, seguro que notas mucho más cansancio del
que deberías.

2. Respiración entrecortada.

Una señal evidente de tu pésimo estado de forma es
que al subir unas cuantas escaleras o caminar desde
tu vehículo hasta la puerta del Wal-Mart te sientes
como si acabaras de correr el maratón de Boston –y
hubieses acabado de tercer lugar–. Recuerdo que me
daba pánico ascender la escalinata del edificio del
Capitolio cuando arriba me esperaba un enjambre
de reporteros porque sabía que, nada más subir,
me pondrían los micrófonos en la cara mientras
yo sudaba y jadeaba tratando de tomar aire para
responder a sus preguntas.

3. Letargo.

Estar cansado es una cosa, pero no tener ganas
de levantarse para empezar el día puede ser
realmente problemático en tu trabajo y en tu vida.
Afortunadamente, cuento con suficiente gente a mi
alrededor que tira de mí como si estuviera atado a
una correa, por lo que raramente tengo tiempo para

aletargarme. ¡Pero no es porque me falten deseos de hacerlo! Si eres una de esas personas cuya vitalidad y efervescencia para moverse se evaporó hace tiempo, lo normal es que tu cuerpo esté tratando de comunicarte algo.

4. Depresión.

Tu cuerpo esta diseñado para mantenerse activo. Un estilo de vida sedentario es contradictorio con nuestra naturaleza y conduce a la atrofia física, emocional y espiritual. La comida chatarra puede contribuir a la depresión. Pero la sensación de desesperanza e impotencia que acompaña el estar obeso y fuera de forma complica y exacerba la sensación de poco valor personal y genera enormes problemas de autoestima. Tendemos a sentir que nuestra incapacidad para decir «no» a un pastel de manzana refleja también nuestra incapacidad para tener éxito en los desafíos personales y profesionales. Hay gente que traspasa la frontera de sentirse «bajo de ánimo» y acaba con una depresión clínica, una afección que debe ser diagnosticada por un médico. La depresión severa es producto de una serie de desequilibrios químicos en el cerebro y no puede tratarse apropiadamente sin acudir a un experto calificado, lo mismo que si fuera un cáncer o una enfermedad del corazón. Muchas veces los amigos de la persona severamente deprimida le piden que se despierte y se anime de una vez. A pesar de la buena intención, eso es tan ridículo como decirle a alguien que se ha roto una pierna que se levante y camine porque así se sentirá mejor. Sólo un médico puede diagnosticar si tu depresión ha pasado de una bajada de ánimo –te sientes decepcionado y un tanto desanimado– a una situación más grave que exige intervención médica. Pero, en todo caso, la depresión es una señal clara de tu cuerpo que no deberías ignorar. He descubierto personalmente que el ejercicio y los buenos alimentos son la mejor medicina para los *bajonazos de ánimo*.

5. **Dolor en músculos y articulaciones.**
Cuando le describí a mi doctor el dolor que sentía en mi pierna, me dijo: «Es porque estás envejeciendo». Ahí fue cuando supe que necesitaba otra opinión médica (mi otra pierna estaba perfecta, y las dos tienen la misma edad). Lo cierto es que muchos de nuestros achaques y dolores son resultado no tanto de la edad como del mantenimiento y cuidado incorrecto de las articulaciones y los músculos. Desde que empecé a introducir cambios importantes en la manera de cuidarme a mí mismo, me siento mucho más joven que lo que me sentía cuando *era* mucho más joven. La gente me pregunta si me noto con más energía. La respuesta es «sí». Pero va mucho más allá de la energía. Se trata también de la ausencia de todas esas molestias interminables que yo me había resignado a aceptar como propias de «la mediana edad». Que quede claro que no estoy hablando de jugar al *football* con casco y

protecciones ni de retar a un grupo de chicos de
secundaria a un juego de básquetbol. Pero hacer
ejercicio de forma regular mantiene el cuerpo
ágil y preserva la elasticidad de los tejidos y las
articulaciones.

Henry Hawk, de Conway, Arkansas, tiene setenta
años y es miembro del Consejo del Gobernador
para la Salud Física. Recientemente me regaló un
calendario elaborado por él en el que se expresa la
importancia de realizar una rutina de estiramientos
que él mismo lleva practicando por cincuenta años.
Henry está en una forma física impresionante,
participa en carreras y, a pesar de tantos años de
actividad y ejercicio físico, nunca ha sufrido una
lesión deportiva. Muchas personas de treinta y cinco
años cambiarían encantadas su fuerza y agilidad por
la de Henry Hawk. La clave de que sus músculos
y tendones estén tan sanos es su determinación
constante, incluso fanática, de mantener una buena
actividad física.

6. Sueño inquieto.

Todavía no llego a comprender muy bien por
qué me costaba más dormir antes, cuando estaba
cansado todo el tiempo, que ahora que hago deporte
y me siento fenomenal y lleno de energía al final del
día. Tener el sueño inquieto puede ser una de esas
señales que da el cuerpo que no deben ser ignoradas.
Las personas extremadamente obesas suelen sufrir
alteraciones del sueño peores que el insomnio. Por

ejemplo la apnea, un problema habitual entre gente con mucho sobrepeso que hace que la persona deje de respirar por momentos mientras duerme. Puede cansar mucho el corazón y llegar a ser mortal; a veces se suele confundir con un infarto. Si tu médico sospecha que tienes apnea del sueño, es aconsejable que te refiera a una clínica especializada para confirmar el diagnóstico. De ser positiva la respuesta, existen tratamientos con unos aparatos que mantienen abiertos los pasajes respiratorios durante la noche. Para las personas con sobrepeso, este tipo de dolencia es mucho más que una mera molestia; puede ser una enfermedad letal. De cualquier manera, aunque no tengas un desorden del sueño, dormirás mejor si comes y te ejercitas correctamente.

7. **Dolores de cabeza.**
Un exceso de alimentos azucarados y una dieta poco balanceada pueden provocar dolores de cabeza. Para aliviarlos es mejor cambiar tu estilo de vida que tomarte un bote de aspirinas. Si eres diabético, el consumo de azúcar o de alimentos que se transforman en azúcar puede provocarte la sensación de que tu cabeza te pesa como si fuera una olla a presión. No es agradable y, sobre todo, no es necesario.

8. **Sensación de hinchazón.**
¿Alguna vez has notado como si tu cuerpo estuviera a punto de reventar por dentro como un globo

muy inflado? Probablemente sea debido a lo que
comúnmente se llama sensación de hinchazón. Al
igual que los dolores de cabeza que mencioné antes,
esto es debido a la excesiva acumulación de líquidos
en el cuerpo. También puede provocar fatiga y
mareos.

Estas son sólo algunas de las señales más importantes que te
envía el cuerpo. Ya es hora de que dejes de ignorarlas.

Si un buen amigo que te ha acompañado durante gran
parte de tu vida te hablara cara a cara para darte unos buenos consejos cariñosamente, sería de muy mala educación
desdeñar lo que dice. En este caso hay una probabilidad muy
alta de que tu cuerpo (o sea, tu mejor amigo) esté tratando
de avisarte sobre la situación en la que te encuentras y la
dirección en la que vas. Sigue el consejo que te da ese amigo
en quien tanto confías y:

DEJA DE IGNORAR LAS SEÑALES
QUE TE ENVÍA TU CUERPO.

Estimado Gobernador,

Mi problema es que tengo sobrepeso y necesito ayuda. He observado su progreso, y a mí también me encantaría quitarme algo de peso.

Ahora tengo doscientas treinta y cinco libras y estoy muy deprimido. Crecí en un hogar muy abusivo sin ningún apoyo de mis padres. ¡Creo que como cuando me siento estresado! Tanto mi mamá como mi papá murieron de infarto y ambos tenían sobrepeso. No quiero que mis hijos sufran todo lo que sufrí yo. Me gustaría estar presente para ellos y con buena salud durante muchos años más.

Gracias,
Arkansas

STOP 5

Deja de escuchar las críticas destructivas

Si tienes sobrepeso no hace falta que venga nadie por detrás a tocarte el hombro y a contarte el secreto. Lo sabes siempre que tienes que calcular cómo hacer para atarte los zapatos. Lo sabes cuando te subes a una de esas máquinas que predicen el futuro, ingresas una moneda de veinte y cinco centavos y la voz del aparatito dice: ¡«*Uno de ustedes tiene que bajarse de ahí*!». Lo sabes cuando te subes al carro y tienes que estirar al máximo el cinturón de seguridad para que te abarque todo el cuerpo y rezas para que encaje en la hebilla. Lo sabes por el sonido que emiten tus piernas al rozarse los muslos cuando caminas. Lo sabes porque hace años que no te ves los pies estando parado (piensas que siguen ahí porque todavía no te has derrumbado). Lo sabes cuando te sientas en una silla de jardín y al levantarte te la tienes que *desatascar* del cuerpo como si fuera una media ajustada.

Pero incluso si no fueras consciente de que estás obeso y fuera de forma, no tienes nada de qué preocuparte porque hay cientos de personas dispuestas a hacértelo saber. No sólo te dirán que tienes sobrepeso y necesitas hacer algo, sino que, además, te comunicarán que *no puedes* hacer absolutamente nada para solucionarlo y que cualquier intento de cambiar tu estilo de vida de forma permanente está abocado al fracaso. La mayoría de todos estos autodesignados gurús de la salud nunca ha tenido que luchar con su peso y no tiene ni la más remota idea de lo que es la obsesión por comer.

Escucha *atentamente* a lo que estoy a punto de decirte porque, si bien puedes *cambiar por completo tus patrones de vida*, lo podrás hacer *sólo* si llevas a la práctica este STOP muy importante.

DEJA DE ESCUCHAR LAS CRÍTICAS DE-STRUCTIVAS.

Lo más probable es que ya tengas dudas sobre tu aptitud para salir victorioso de este reto. Lo intentaste antes e incluso tuviste cierto éxito momentáneo en algunas ocasiones. Realmente te preocupa saber si serás capaz de cambiar tus hábitos para siempre, si lograrás alcanzar el punto en que te sea tan fácil comer y vivir sanamente como en otra época lo fue sucumbir a todo lo que había en el buffet. Te aseguro que sí, que lo *puedes* conseguir; de hecho, para volver a gozar de la vida, *estás obligado* a hacerlo. Para eso tendrás que dejar de hacer caso a esas voces negativas –a menudo provienen de nuestros mejores amigos y de nuestros familiares más cercanos– que no tienen ni idea de lo que provocan con sus comentarios negativos y destructivos.

Algunos ni siquiera son conscientes del daño que producen

sus palabras porque simplemente están proyectando sus propios mecanismos de defensa y reviviendo sus fracasos personales. Es triste, pero es verdad: hay gente que tiene más miedo de verte *triunfar* que de verte *fracasar*, porque tu éxito supone una amenaza para ellos. Si logras lo que te propones, esas personas se sentirán amenazadas en su salud o en las otras facetas de su vida que están totalmente descontroladas. Si llevas toda tu vida adicto a la comida y eres capaz de cambiar y tomar un nuevo rumbo que resulta evidente por tu apariencia y tu actitud, eso generará en los demás una tremenda sensación de presión para que reconozcan que las personas sí *podemos* cambiar y que los cambios pueden ser permanentes y enriquecedores. Algunos de los que opinaban que yo estaba gordo fueron los que me dijeron luego que había perdido demasiado peso y necesitaba «que se me pegara un poco de carne a los huesos». Llegué a la conclusión de que mi éxito en este área de mi vida actuaba como un desafío a mis críticos porque les decía: *Las malas costumbres, incluso las tuyas, pueden cambiarse.*

Se ha dicho muchas veces que no hay nada peor que un adicto converso: da igual que sea un antiguo adicto a la comida, al tabaco, al alcohol o a lo que sea. Tendrás amigos a los que tu éxito intimida porque temen que te transformes en un «sabelotodo» y los juzgues del mismo modo que otros te han juzgado a ti. Yo trato de no decirle nunca a nadie con sobrepeso cosas como: «Oiga, a usted también le vendría bien seguir este plan». A menos que alguien me pregunte directamente: «¿Y usted cómo lo hizo?» agradezco gentilmente sus amables palabras sobre mi nuevo físico y cambio de tema.

Asimismo, hay personas que te «ofrecen» casi tanto dolor y desánimo como los que te dicen que no puedes: son quienes te quieren convencer de que tú nunca serás tan bueno como ellos. Ya los conoces, son esos tipos que, no importa lo que tú logres, siempre están al acecho para darte a conocer que ellos también lo han hecho y, además, un poco mejor que tú. Es el tipo de persona que rezas para que no se siente a tu lado en un largo vuelo al extranjero, ni se acerque a platicar durante una recepción, ni te la encuentres en la sala de espera del médico. Francamente, prefiero que me rocíen la cabeza con gasolina y me quemen el escaso pelo que me queda que tener que soportar a un patán que después de escuchar que tienes durezas en el pie procede a quitarse los zapatos y las medias y te enseña las suyas.

¡Evita a toda costa que te comparen con otros que han pasado por experiencias de adelgazamiento o que también han reordenado su vida! Hay muchos factores que influyen en la respuesta a los cambios en la vida, como el metabolismo, nuestros genes y el régimen concreto que sigamos. Convéncete de que tu plan no sigue los plazos establecidos por nadie más que tú y de que estás dispuesto a tener paciencia porque has decidido que tienes todo el resto de tu vida para conseguirlo. No es tan importante que alcances o no un objetivo de perder cierta cantidad de peso antes de la Navidad u otra fecha arbitraria. ¡Lo importante es pensar a largo plazo!

Estoy acostumbrado a hablar ante audiencias grandes y pequeñas, y eso me ha enseñado el valor del contacto visual con las personas, al menos con aquellas que parecen interesadas en lo que estoy diciendo (admito que hay ocasiones que parece más sencillo llevar la paz al Medio Oriente que encontrar gente que muestre interés en lo que digo).

Ser capaz de mirar a los ojos a quienes me sonríen o hacen

gestos de aprobación con la cabeza (espero no confundirlos con los que dan cabezadas de sueño) y demuestran atención es clave para dar un discurso decente. Yo llamo a estas personas «anclas» porque, aunque intente fijar mi mirada en otros miembros de la audiencia, siempre vuelvo a esas caras para recuperar la calma: me ayudan a mantener el ritmo, la concentración y la seguridad durante mi intervención. No tienen por qué ser familiares, ni amigos cercanos. No des por hecho que la gente que más te va a ayudar es la más cercana a ti. Un grupo de apoyo como el que ofrece Weight Watchers –o el mismo programa que seguí yo en la UACM– puede resultar mucho más fructífero para encontrar esas anclas porque, además, estará contigo durante todo el proceso.

Anteriormente, te pedí que pusieras una fecha de inicio y la compartieras con personas de tu confianza antes de iniciar tu plan. Esos a quienes comunicas tu compromiso y determinación y responden positivamente y con ánimo serán tus anclas. Habla con ellos regularmente, aunque sea de manera informal y no tenga nada concreto que ver con tu régimen. Te vendrá muy bien escuchar palabras de ánimo, cualquier comentario como: «Eh, perdiste peso; te ves bien»; o simples preguntas: «¿Cómo estás?; ¿sigues adelante?».

De *ninguna* manera te rodees de gente que suelta comentarios como: «Sí, mi tío trató de perder peso y luego de tres semanas cayó fulminado por un infarto. Todos en su familia decían que le habría ido mejor comiendo todo lo que quería». Sería ideal que tus familiares más cercanos te apoyasen, pero no cuentes con ello. Si lo intentaste antes sin éxito, quizás no confíen mucho en que ahora vaya en serio. También es posible que sientan cierto resentimiento porque tus cambios pueden alterar sus costumbres, por ejemplo a la hora de preparar la cena, los lugares a los que los llevas a comer o esa paradita que siempre hacían para comprar un pastel al volver del cine. Si algún otro miembro de tu familia también tiene problemas como los tuyos, tus esfuerzos –y mucho más tu éxito– lo pondrán frente a frente con su propia necesidad de cambiar. Y es posible que no quiera enfrentarse a eso.

Tan importante como no escuchar las críticas destructivas es evitar las actitudes y conversaciones prepotentes. Procura no decirle a nadie lo que debe hacer ni sugerirle que haga lo mismo que tú. Habrá personas que se acercarán y te comentarán: «Vaya, yo también tengo que perder algo de peso». Pero de ningún modo desean escucharte decir: «Estoy de acuerdo; si existe alguien capaz de hundir un barco parándose en su proa, ésa es usted». No. Esa persona probablemente sólo pretende ser amable, y la mejor respuesta que le puedes dar es: «Muchas gracias. Sé que para mí fue un verdadero reto». Así no le dices que se ve perfecta cuando es obvio que no es así, pero tampoco la juzgas y le dices que se ve como un globo. Reconoces que, sea lo que sea que está sintiendo, tú no eres la persona adecuada para evaluarlo. Simplemente eres consciente de lo que *tú* tuviste que hacer.

Habrá también amigos bienintencionados que te aconsejarán que sigas los planes que a ellos les sirvieron porque, dicen, sólo así conseguirás lo que te propones. Si la dieta Atkins les salió bien te jurarán que es absolutamente la única forma de perder peso. Si siguieron la dieta de la Asociación Estadounidense de Diabéticos, proclamarán que *ése* es el único camino seguro y saludable. Si se han enrolado en un curso de Weight Watchers, escucharás que, aunque hay otros métodos, el de Weight Watchers es el mejor.

Lo dije antes y lo repito ahora: no te preocupes tanto del *vehículo* que empleas para tu viaje como de cuál quieres que sea tu *destino*. Tu objetivo no debe ser perder peso sino recuperar tu salud. Es cierto que seguir una serie de principios dietéticos y de nutrición te ayudará a alcanzar tu meta a largo plazo, pero es tan importante lo que das de comer a tu mente como lo que aportas a tu cuerpo. Si tu cerebro recibe una alimentación correcta de apoyo y buena información, verás que es mucho más fácil darle a tu cuerpo los nutritivos alimentos que te ayudarán a adelgazar, a sentirte bien y a recuperar tu salud.

Muchos de los planes más exitosos organizan grupos de apoyo que se reúnen regularmente. Mi agenda de trabajo y mi situación hicieron que me fuera imposible asistir a reuniones semanales, pero mantuve «reuniones electrónicas» con mi médico, mi nutricionista y varios amigos de confianza, todo por medio de correos electrónicos. La responsabilidad por nuestros actos y decisiones es fundamental. Saber que voy a toparme con alguien que me va a preguntar cómo llevo el plan me obliga a esforzarme por mejorar.

Nunca tendrás que mirar muy lejos para toparte con personas que te desanimen, decepcionen o depriman. Pero cuando encuentres gente que te refuerza con palabras amables y comentarios positivos, no la dejes escapar. Por tanto, respeta y cumple fielmente este STOP en tu viaje hacia la salud permanente:

DEJA DE ESCUCHAR LAS CRÍTICAS DESTRUCTIVAS.

ESTIMADO GOBERNADOR,

Vi la entrevista que le hicieron en el programa Early Show *de CBS sobre su pérdida de peso y los cambios en su estilo de vida. Me sentí tan inspirado que quería decirle que sus logros me han impactado profundamente. Hubo un momento en que llegué a pesar trescientas setenta y dos libras. He bajado treinta y dos libras en algo más de tres meses. Continúo luchando con todas mis fuerzas para perder peso y cuando siento que me quedo estancado leo su entrevista una y otra vez. El gobernador Arnold [Schwarzenegger] siempre ha mostrado un estado de forma impecable pero no conecto con él. Con usted sí. Creo que su historia es realmente inspiradora. Por favor, continúe con su buena labor y su estilo de vida sano. Gracias por compartir su experiencia.*

California

STOP 6

Deja de esperar éxitos inmediatos

Muchos aspiran pero pocos llegan. Esta frase resume las experiencias de tantas y tantas personas que se colocaron en los tacos de salida, pero nunca llegaron a conocer la dicha de romper con el pecho la cinta de llegada. Yo espero y ruego que tú sí cruces la meta, que tu carrera no sea otro intento más que acabe en fracaso, en frustración y en grasa adicional.

Mi experiencia personal me ha enseñado que uno de los problemas más comunes suele ser el de esperar un éxito inmediato. Esta forma de pensar, en realidad, puede ser contraproducente a largo plazo.

Durante los primeros días de un plan para adelgazar y ganar salud las pérdidas de peso son muy rápidas. No es infrecuente perder bastante peso en los diez primeros días, entre siete y diez libras dependiendo de la edad y otros factores, como el metabolismo personal y el índice de masa corporal. Los doctores restan importancia a este hecho y lo atribuyen a lo que llaman «pérdida de agua», pero cuando te pesas en la balanza se ve fantástico. El problema es que te puede crear falsas expectativas porque piensas que, si has perdido siete libras en la primera semana, en un mes llegarás a perder veinte y ocho o más. Aunque eso puede ocurrir en casos de dietas muy estrictas y radicales, lo más normal es que las pérdidas se produzcan en oleadas.

Después del excitante éxito inicial suele ser frecuente pasar una semana con un régimen muy estricto y no perder una sola libra. Luego, la semana siguiente, puedes bajar cinco o diez. También es posible que el peso fluctúe hasta cinco libras en un día, lo que suele estar relacionado con la retención de agua y otros factores que tu doctor te puede explicar mejor que yo.

Francamente, se puede *adelgazar* con relativa rapidez, pero el *retorno de la salud* llevará algún tiempo. Recuerda que tu objetivo no consiste en lucir bien en la reunión de tu clase del mes que viene, sino añadir años y calidad a tu vida. Hay un buen chance de que lleves años aprendiendo los malos hábitos que te han llevado a tener un cuerpo enfermo. El proceso del cambio puede ponerse en marcha en cuestión de minutos u horas desde el momento en que tomes la decisión. Algunos resultados serán visibles en unos pocos días o semanas, pero te engañas a ti mismo si crees que en doce semanas vas a modificar todos tus malos hábitos y a partir de ahí será suficiente con poner los pies encima de la mesa, relajarse y dar por concluida la tarea.

Si usas anteojos, por ejemplo, lo más probable es que du-

rante toda tu vida necesites algún tipo de ayuda correctora
para la vista. Incluso si logras eliminar las gafas y ponerte len-
tes de contacto, o si te operan usando lo último en tecnología,
siempre tendrás que luchar contra algún tipo de deterioro en
tu visión. Si llevas dentadura postiza, tus dientes no volverán
nunca: el postizo es para siempre. Si utilizas audífono para oír
mejor, ese aparatito formará parte de ti, a menos que exista
o surja alguna cirugía que devuelva completamente el oído,
durante toda tu vida –si es que quieres escuchar lo qué dicen
los demás, claro–.

No te desanimes ni te deprimas si te digo que el objetivo
no es meramente perder una cantidad determinada de libras.
Antes de inscribirme en el programa de la UACM traté de
adelgazar muchas veces en mi vida, pero una diferencia fundamental esta vez fue que ahora estaba decidido, por encima
de todo, a recuperar mi salud y no me marqué ningún objetivo
de peso. Comprendo que puede sonar totalmente opuesto a
la mayoría de los conceptos existentes sobre este tema, pero
era consciente de que ponerme una meta concreta de peso
creyendo que ése es el secreto de la buena salud, conlleva
riesgos. No hay duda de que el exceso de peso no es bueno,
pero no es el único indicador de una salud deficiente. De
hecho, muchos estudiosos del fenómeno del envejecimiento
remarcan que es mejor estar «gordo y en forma» que delgado
y en una forma terrible.

Uno de los expertos más renombrados del mundo es el
Dr. David A. Lipschitz, profesor de Geriatría en la UACM
y director del Centro de Estudios Sobre el Envejecimiento
Donald W. Reynolds, de Little Rock. El Dr. Lipschitz tiene
un programa muy popular en el canal de televisión PBS lla-

mado *Aging Successfully with Dr. David** y es un visionario con ideas revolucionarias sobre los efectos y los problemas del envejecimiento. De hecho, el primer capítulo de su encantador y entretenido libro *Breaking the Rules of Aging*†, se titula «¡No pierdas peso!».

Pero aguarda. Antes de salir corriendo a comprar el libro del Dr. Lipschitz para ver cómo te dice que puedes mantener todas esas libras innecesarias e inútiles, piensa en su verdadero mensaje. Estar en forma va más allá del numerito que revela la balanza de tu baño. Claro que hay personas con sobrepeso mucho más sanas que otras delgadas como un raíl de tren. Pero mi objetivo en este proceso ha sido siempre convertirme en alguien sano y en buena forma, no ajustarme a una definición de peso ideal creada por otros. A lo largo de mi peregrinaje la gente me preguntaba: «¿Cuánto peso busca perder?» Y yo siempre respondía: «No estoy seguro, lo que quiera mi cuerpo una vez que haya logrado un nivel satisfactorio de salud».

Los medios de prensa de Arkansas han seguido mi transformación muy de cerca. Después de todo, es muy difícil ocultar la pérdida de más de cien libras cuando te toman cientos de fotografías al día y tu imagen aparece diariamente en la televisión y los periódicos. Hubo una reportera, Caryn Rousseau, de Associated Press, que se interesó especialmente por mi progreso. Al acercarme a la frontera de las cincuenta

---

* Hemos preferido mantener el título original en inglés para facilitar una mejor referencia a los lectores interesados en verlo. Su traducción sería *Envejecer con éxito con el Dr. David*. Nota del traductor.

† Rompiendo las reglas del envejecimiento. Nota del traductor.

libras me pidió una entrevista. Un día, llegó a mi residencia oficial con un fotógrafo de AP a las 4:30 de la madrugada para acompañarme en mi caminata por la pista y hablar de lo que yo estaba haciendo y por qué. Lo curioso fue descubrir que Caryn también pasó por una transformación similar hace unos años. Cuando la conocí había perdido sesenta libras desde que egresó de la escuela secundaria, en Indiana. Ahora es una joven menuda y atractiva, y me era difícil imaginármela pesando más de cien libras. Entonces supe que ella, a diferencia de la mayoría de la gente, sería capaz de entender todo lo que me estaba pasando. De hecho, se convirtió en una fuente enorme de aliento e inspiración. Deseé haber hecho mi cambio a los veinte años en lugar de casi a los cincuenta. Caryn ahora corre varias millas al día y participa en carreras y maratones. Es la viva imagen de la buena salud, de la que lleva gozando varios años. Sus artículos sobre este tema han sido publicados a nivel nacional y en 2004 sus reportajes sobre mi proceso de adelgazamiento y recuperación de la salud le valieron varios premios de prensa. De todos los periodistas que me han entrevistado, Caryn fue la única persona que entendió por qué nunca fijé una cifra concreta para mi peso. Su propia experiencia le decía lo que yo estaba aprendiendo paso a paso: que la cuestión no es tanto el peso como la salud y el bienestar físico. De igual manera que el alcohólico debe dejar el alcohol y adoptar la decisión de mantenerse sobrio toda su vida, el adicto a la comida tiene que abandonar sus hábitos de alimentación destructivos y tomar su nueva conducta como algo para *toda la vida*.

Una diferencia importante, por supuesto, y que merece ser repetida, es que las personas podemos vivir sin alcohol

–si no nos exponen a él de muy niños–, pero la comida es absolutamente necesaria. Comemos desde mucho antes de lo que recordamos. No es posible vivir sin comer. Por eso estamos obligados a cambiar nuestros hábitos y a desarrollar nuevos gustos. La buena noticia –realmente buena– es que, si nuestro cuerpo se acostumbró a la comida chatarra y se *enganchó* a los productos nocivos, también podemos *acostumbrarlo* a otras cosas que nos acerquen al *bienestar* y a la *salud*.

Es normal que quieras controlar los cambios que se producen en tu cuerpo, pero evita pesarte a diario porque, si pasas tres o cuatro días con una dieta estricta y un régimen de ejercicios muy severo y no pierdes una onza de peso (cabe incluso que ganes una o dos libras), puedes tener la tentación de decir: «¡Este plan no funciona; para eso, prefiero comerme medio galón de helado esta noche!».

Además del velocímetro hay otros aparatos en el panel de control de tu auto que sirven para chequear su marcha y comprobar su estado. Si no vigilas la gasolina, el indicador y el filtro del aceite u otros controles importantes puede que te quedes tirado en el arcén. Con tu cuerpo sucede lo mismo; hay que prestar atención a diversos «controles», todos ellos imprescindibles para saber cómo está. Antes te sugería que fueras a tu médico para hacerte un chequeo completo y unos buenos análisis para tener una base con la cual comparar tu progreso. La presión sanguínea, el nivel de azúcar y de colesterol en la sangre, el índice de hemoglobina A1C y el ritmo cardíaco son factores a observar además del peso. Con el tiempo, es muy probable que logres revertir las tendencias más peligrosas para tu salud, siempre que modifiques tu conducta y adoptes hábitos saludables de alimentación y actividad física. En cualquier caso, es aconsejable que controles esos parámetros y te los revises una vez por mes, no cada día.

Una vieja expresión *–si subes como un cohete caerás como una piedra–* describe perfectamente la experiencia de muchas personas que bajaron de peso rápidamente y volvieron a recuperarlo igual de rápido. Estas dietas yoyó (las conozco bien) son peligrosas para la salud y acaban llevándote a pesos superiores al que tenías cuando las iniciaste, provocando desánimo y desesperanza.

Para que un niño nazca tienen que pasar nueve meses desde la concepción hasta el parto. La mayoría de las universidades exige al menos cuatro años de estudios para obtener un título. Es preciso cuidar el jardín durante meses para que las semillas que hemos sembrado florezcan y den fruto. No cometas la ingenuidad de pensar que puedes cambiar los patrones de toda una vida en unos pocos días, semanas o incluso meses. Rompe con esa presión de lograr la imagen que otros quieren imponerte. Simplemente haz tu trabajo sabiendo que en los próximos meses y años irás perdiendo peso, te verás más sano y podrás comprar tu ropa en la sección de tallas *normales* y no en la de los grandes. Pero no midas el progreso por los números que muestre la balanza sino por la sensación de satisfacción y autoestima que vayas consiguiendo al cambiar de hábitos y la dirección de tu salud.

Por eso es importante que tengas claro este STOP cuando emprendas el camino hacia «la salud y la buena forma física permanente»:

DEJA DE ESPERAR ÉXITOS INMEDIATOS.

ESTIMADO GOBERNADOR,

Me encantó lo que dijo sobre mirar a la comida con otros ojos y dejar de culpar a los demás. Creo que las personas tenemos que ser responsables de nuestras acciones y que la gente puede ser más consciente de su propia salud. En el verano de 2002 mi marido sintió dolores en el pecho y lo llevamos al hospital. Afortunadamente, no era un problema del corazón, pero fue una llamada de atención muy clara. Tenía treinta y tres años y pesaba más de trecientas libras. Ésta fue, probablemente, la causa del dolor, junto al calor que hizo aquel día y algunas cosas más. De modo que decidió bajar de peso y ponerse en forma. En un año perdió unas cien libras y sigue bajando y adquiriendo cada vez un mejor tono físico. Lo más importante de su nueva rutina fue que empezó a hacer ejercicio, a caminar y a montar en bicicleta.

Con su llamada de atención, usted también ha comenzado a ayudar al pueblo de Arkansas con [la Iniciativa para] «un Arkansas Sano» y a cambiar positivamente muchas vidas.

Kentucky

Deja de quejarte

Sydney Case es una persona encantadora, una mujer con una vitalidad excepcional que nombré para servir en el Consejo del Gobernador para Personas con Discapacidades. Sydney ha hecho un trabajo impresionante en esa comisión al ofrecer su liderazgo más constructivo en las cuestiones que afectan a las personas con discapacidades. Con su actitud y su manera de ver las cosas logra a contagiar a todos los que están a su alrededor de un espíritu alegre y optimista. Sydney lleva muchos años confinada a una silla de ruedas, pero su cuerpo es lo único que se puede decir que tiene limitado esta dama maravillosa.

Un día, durante un acto oficial en mi residencia oficial al que asistía Sydney, noté que llevaba pegado un adhesivo al respaldo de su silla de ruedas. Al verlo me llegó al corazón porque en grandes letras decía simplemente: ¡NO QUEJARSE!

Durante mi proceso de aprendizaje para reeducar mi

mente y mi cuerpo pienso a menudo en Sydney y en aquella frase. Me ha ayudado mucho y creo que también te ayudará a ti.

A lo largo de los años he dado muchas conferencias sobre motivación y he animado a mucha gente a pensar positivamente. Los estudios confirman lo que muchos hemos aprendido de nuestra propia experiencia: que mantener una actitud positiva tiene propiedades curativas.

Una de las medicinas más poderosas que existe es la risa. La risa es señal de una visión del mundo positiva. Normalmente, uno no se ríe de verdad cuando se siente mal con su vida. Sin embargo, el mero acto físico de reír libera endorfinas en el sistema y contribuye a aliviar el dolor y a provocar una sensación de energía.

El humor es una de mis herramientas preferidas en los discursos, no sólo porque sirve para ganarme la atención de la audiencia, sino porque me ayuda a relajarla, a que escuche con más atención y a que recuerde mi mensaje. Y funciona. La gente suele acercarse para recordarme una historia que conté hace años (francamente, aunque yo no recuerdo el evento, ellos sí recuerdan la *historia*).

Al profundizar y ampliar los cambios en tus patrones de conducta no faltará la tentación de mirar a un menú y lamentarte por todas aquellas cosas que no puedes comer. Puede que se te vayan los ojos detrás de buffets con platos deliciosos y mires con nostalgia esos exquisitos guisos repletos de calorías que sabes perfectamente que *no puedes* comer, y te sientas vacío y privado de algo importante para ti. Para el éxito a largo plazo es crucial que aprendas a modificar tu actitud ante la comida, la salud, el ejercicio y tu forma de vida. Pero es imposible que lo consigas si no DEJAS DE QUEJARTE.

Seamos honestos, nadie quiere estar cerca de un quejoso crónico. Hay personas que siempre encuentran lo negativo en todo. Estoy seguro de que la mayoría de nosotros prefiere tener un par de bebés sin pañales sentados en nuestro regazo una hora después de su comida antes que soportar a alguien que piensa que, si el sol brilla se le quemará la piel y que si llueve, agarrará un catarro.

La actitud determina la altitud. Los que están convencidos de que no conseguirán algo comprobarán que esa actitud lleva a que la profecía acabe por cumplirse. No estoy sugiriendo que actuemos artificialmente con amabilidad ante situaciones de tragedia o de decepción; pero sí mantener un espíritu activo, optimista y rodearse de gente y amigos que ofrezcan refuerzos positivos, pues es esencial para el éxito.

No trates de convencerte de que eres una especie de mártir sólo porque intentas cambiar tu vida. Es probable que tengas la tentación de hacer una lista de las cosas que no puedes comer o hacer. Creo que eso sería un error enorme. En lugar de eso, prepara una lista con todos los alimentos que sí *puedes* comer y con todas las cosas que sí *puedes* y, de hecho, *debes* hacer. Muchos de mis amigos me han preguntado si me resultó difícil dejar de comer postres, dulces y aquellas grandes porciones de comidas grasosas de las que hablé al principio. Y la respuesta que me sale del corazón es que no. Desde el principio decidí que yo no estaba renunciando a las comidas que durante tanto tiempo me esclavizaron. Con mis nuevos hábitos, realmente estaba renunciando a un infarto prematuro, a que me amputen los dedos o pies por la diabetes, a discapacidades completamente evitables como la pérdida de la vista, a una apoplejía o, incluso, a una muerte prematura. Nunca pensé que llegaría a este punto, pero lo cierto es que ahora prefiero comerme una manzana que una barra de chocolate. He educado mi paladar, y ahora la barra de chocolate ya no me tienta. Es muy difícil explicar la magnitud de esta transformación tan radical en mi actitud, pero estoy seguro de que ¡*tú también puedes hacerlo*!

Aun a riesgo de ser tan repetitivo como una escena de la película de Bill Murray *Groundhog Day*, debo reiterar que, si no tienes un grupo de apoyo al iniciar este proceso, es necesario que crees uno. Tanto si participas en una estructura más formal como la de Weight Watchers o en un modelo parecido al mío en la UACM, es preciso que te *armes* de un grupo de personas regular, constante y consistente que te ayude a «dejar las quejas sobre lo que dejas» y te proporcione el calor necesario para que tus nuevos hábitos se graben en tu mente y se conviertan en algo instintivo y natural.

En diferentes secciones de este libro menciono cosas específicas que he hecho yo mismo o que he observado hacer a otros. Trato de evitar seguir un modelo absolutamente prescriptivo porque esa es exactamente la razón por la que muchas personas (yo también lo hice antes) fracasan en sus esfuerzos por cambiar sus patrones de vida. Tendemos a fijarnos en la «mecánica del método» en lugar de transformar nuestras mentes y reenfocar nuestra motivación. Antes de cambiar el comportamiento hay que cambiar la manera de pensar. Y un factor fundamental es creer firmemente que lo que hacemos ahora es mucho mejor que la vida que teníamos antes.

La palabra arrepentimiento les será familiar a quienes crecieron y se educaron en un ambiente cercano a la iglesia o acuden a ella habitualmente. Básicamente, significa que una persona da un giro de ciento ochenta grados, y se *arrepiente* de una vida de «conducta pecaminosa» y pasa a otra vida de «conducta recta». Se puede decir que una transformación efectiva de los hábitos de la salud constituye un verdadero arrepentimiento.

Billy Sunday, el famoso y teatral predicador evangelista del siglo pasado, era conocido por sus poderosos sermones y sus agudas réplicas. Un día, una señora que se sintió ofendida por uno de sus sermones destemplados, se levantó de su asiento y se fue para él golpeando fuertemente el suelo con sus tacones: «¡Sr. Sunday, no me gusta lo que está predicando. Sus palabras están fuera de tono!». Billy Sunday simplemente le contestó: «¡Entonces, señora, métalas dentro del tono!».

Debemos aprender a dejar de sentir que la dieta y el ejercicio son castigos aborrecibles caídos del cielo por haber sido malos tipos. Es mucho más útil aceptar que nuestro cambio es prueba de que tenemos capacidad para conseguir *cualquier cosa*, que tenemos la fortaleza interna para asumir la responsabilidad por nuestros cuerpos y hacer que funcionen a *nuestro favor*, y no en *nuestra contra*. ¡Te mereces cambiar! Cree de verdad que tu vida es demasiado valiosa para desperdiciarla y dale a tu cuerpo la atención que se merece.

Si alguien te ofrece un postre cuando has decidido no comerlo, no digas: «Lo siento, no puedo comer eso». Aprende a decir: «Se ve delicioso, pero prefiero dejarlo porque todo lo demás que comí es excelente y estoy lleno». Cuando te pregunten si quieres un poco de pan no contestes: «No, no puedo comer pan». Mejor responde con algo así: «Ese pan huele y se ve maravillosamente, pero hay tantas cosas que me gustan que no puedo comerlas todas. Muchas gracias de todos modos». Trata siempre de dar con una respuesta positiva aunque tengas que decir «no». Te ayudará a educar tu mente a que coopere con tu cuerpo. *Acepta el hecho de que tu objetivo no es privarte de algo y perderte cosas, sino disfrutar y ganar algo: una vida más larga, un cuerpo más hermoso y una salud mejor.*

Si has llegado hasta aquí, confío en que te vayas convenciendo de que estás ante una meta realista y alcanzable. Como con los otros pasos, ten siempre presente este STOP y:

DEJA DE QUEJARTE.

ESTIMADO GOBERNADOR,

Gracias por compartir su emocionante historia en el número de agosto de 2004 de la revista People. *Esta misma semana acabo de empezar mi propio camino personal para adelgazar. Su relato me aporta mucha esperanza y entusiasmo. Lo voy a recortar y guardar entre mis historias favoritas de personas que han perdido peso porque sé que necesitaré su inspiración cuando lleguen los momentos bajos durante el proceso para recuperar mi salud. Gracias otra vez, gobernador Huckabee.*

Florida

STOP 8

Deja de hacer excepciones

¿Estás condenado a no volver a disfrutar de un helado? ¿Si comes una barra de chocolate te entrarán temblores? ¿Tendrás convulsiones si cenas un plato de panecillos con salsa de carne? ¡Claro que no! Pero te aconsejo que, aunque en el futuro decidas probar alguno de los «alimentos prohibidos», es muy importante que en este momento inicial del periodo de *aprendizaje* de tu cuerpo y tu mente dejes de hacer excepciones.

Transcurridos unos cuantos días, y seguro que luego de unas pocas semanas, con un régimen estricto, tendrás la tentación de hacer trampa, aunque sólo sea mínimamente. No lo hagas. La ruina se encuentra a la vuelta de la esquina y comienza cuando se comete el error de decidir muy temprano que no importa desviarse «un poco» del camino trazado porque creemos que volveremos a la *autopista* muy fácilmente. Haz este ejercicio de visualización: imagínate que la carretera por la que transitas tiene unos arcenes muy angostos a ambos lados. Si te desvías en las próximas millas podrías perder el control y tener un accidente muy grave. ¿Habrá momentos en el futuro en que puedas disfrutar de un pequeño *descanso* en el viaje y lanzarte de cabeza sobre una hamburguesa con queso? Probablemente sí, pero es crucial que no lo hagas ni ahora ni a corto plazo. Mi opinión es que no estarás preparado hasta que alcances un punto en que sientas que, realmente, no la necesitas.

Luego de pasarme un año sin probar una sola hamburguesa con queso, un día me di cuenta de que, si quería una, me la podía comer. Pero la diferencia estaba en que, *ya no la deseaba*. Después de aquel periodo inicial podría haber probado un bocado sin miedo a perder la cabeza y a obsesionarme con comerme hasta la última migaja. Pero no me apetecía. ¡De veras!

Es importante demostrarte a ti mismo que no vas a fallecer por no comer un postre. En lugar de preguntarte si puedes hacer una excepción, crea un juego en el que específica y deliberadamente declinas cosas sólo para probarte a ti mismo que puedes hacerlo. Si sabes que vas a asistir a un banquete de bodas donde habrá una mesa repleta de comida apetitosa, hazte la promesa de que siempre que se acerque tu tía Luisa a ofrecerte uno de sus deliciosos platos le dirás que no. Incluso si te ruega que lo pruebes porque lo ha hecho especialmente para ti, mantén la determinación de que no lo probarás bajo ninguna circunstancia. Aunque haya cosas sobre la mesa que podrías comer sin problemas, el propósito de este juego es asimilar que no necesitas comer nada para sentirte satisfecho.

Debido a mi trabajo tengo que asistir a muchos eventos.

Al principio de mi proceso, siempre que me ofrecían comida, independientemente del número de veces y del plato que fuera –a veces eran cosas perfectamente saludables– simplemente declinaba para habituarme a decir: «No, gracias». Previamente, cuando iba a actos similares y probaba todo lo que había encima de la mesa, disfrutaba de la comida, pero me quedaba con una sensación horrible de culpabilidad por haber comido demasiado. Ahora tengo el placer de todo lo contrario: la capacidad de «ir y decir que no». La satisfacción que esto me proporciona es mucho más gratificante que cualquier plato. La sensación de poder personal que se obtiene al controlar el apetito es la mejor recompensa que se puede recibir.

Permíteme insistir que entrenar consiste precisamente en esto: repetir acciones constantemente hasta que pasan a ser «reacciones» predecibles. Eso es formar nuevos hábitos.

Incluso fui capaz de aguantar de esta manera la temporada navideña, que, como expliqué antes, para mí abarca desde el día de Acción de Gracias hasta el Súper Bowl. Cada día que era capaz de resistir las tentaciones me sentía más fuerte y mejor. Poco a poco fue más fácil tomar decisiones correctas de manera instintiva y natural. Cuando estés con un grupo de personas que atacan las rosquillas de crema como si fueran náufragos en una isla, te sentirás como un rey al resistir la tentación y decir que no mientras los demás dicen que sí.

Te sugiero que no hagas ninguna excepción –ni una sola– hasta que llegues al punto en que las tentaciones no te afectan. Claro está, puede que no siempre sea posible, especialmente si tu abuelita se ha pasado la noche preparando tu pastel de coco favorito y te ruega que no le rompas el corazón negándote a probarlo. Si eso ocurre, toma unos pocos bocados y llénate de la satisfacción de comprobar a qué estabas dispuesto a decir que no.

Si prevés que te vas a encontrar en una situación en la que será muy difícil decir «no» sin ofender a tu anfitrión, planifica con antelación, al menos una semana antes, lo que va a suceder. Anticipa que «te saldrás de la carretera» durante un periodo concreto y por una razón muy concreta e, inmediatamente después de finalizar el periodo «excepcional», vuelve a tu rutina estricta.

Es muy importante no hacer excepciones espontáneas sea cual sea la ocasión. Hay personas que, ciertamente, son muy agresivas con la comida y no saben aceptar una negativa. Si te es imposible decirle a alguien simplemente «no, gracias», siempre puedes alegar algún problema médico o las órdenes de tu doctor: «Se ve delicioso y me encantaría un trozo, pero mi médico me ha hecho prometer que no comeré azúcar hasta mi próxima revisión». También puedes decir: «Estoy en tratamiento; tendrá que ser en otra ocasión». (No es ninguna mentira, ya que te estás *tratando* contra el exceso de peso).

Harry Smith, del programa de CBS *Early Show*, me preguntó en su entrevista si había hecho trampa alguna vez. Intenté explicarle que no, dejar «el camino» ocasionalmente no es «hacer trampa». Si examinas la reacción fisiológica de tu cuerpo a los alimentos con un alto valor glicémico como las papas, el pan, la pasta o los alimentos procesados, te darás cuenta de por qué es tan difícil decir que no. Una vez que empiezas a ingerir esos alimentos es muy fácil que se apodere de ti el ansia de seguir comiéndolos hasta que no puedes más. Una de las razones por las que deberías evitar las excepciones es que los alimentos con un índice glicémico alto disparan el azúcar en la sangre, y eso hace más difícil decir «no». Se crea una especie de adicción similar a la de las drogas, una compulsión por atracarse de alimentos a los que, precisamente, el cuerpo debería estar diciendo que no. Los alcohólicos tienen que desintoxicarse para eliminar el alcohol de sus cuerpos, y algo parecido te ocurrirá a ti porque tendrás que darle a tu cuerpo algún tiempo para que se adapte. Las primeras semanas de un cambio efectivo de dieta tienes que limpiar tu cuerpo de todas las comidas, aditivos y sustancias químicas a las que está acostumbrado y educarlo con alimentos sanos y nutritivos. Poco a poco observarás que muchos de tus gustos cambian. Todo esto no quiere decir que los primeros días debas concentrarte en comer cosas que odias, porque comer debe ser y será un verdadero placer y una actividad que te haga gozar de verdad. A medida que tu cuerpo procesa los cambios fisiológicos y comienza a ajustar sus deseos a otras alternativas, es absolutamente esencial que no te dejes llevar por los alimentos que llevas devorando casi toda tu vida. Durante los tres primeros meses de la fase intensa de adelgazamiento utilicé varios sustitutos, principalmente batidos y sopas, y limité los sólidos a ensaladas y vegetales. Me ayudó a romper mis pobres hábitos alimenticios.

No te traiciones a ti mismo aceptando que, porque vas a comer en restaurantes muchos días, te verás obligado a hacer excepciones. Posiblemente te exija cierta creatividad e imaginación por tu parte, pero acabarás haciendo lo que tú decidas.

Dudo que viajes tanto como yo o que tengas que enfrentar tantas comidas ajenas a tu control como yo. Mi agenda habitual exige que hable en desayunos, almuerzos y cenas de trabajo. Normalmente puedo pedir alguna cosa a los empleados de la cocina cuando el menú supera lo que yo puedo comer, y ellos suelen estar encantados de hacerme ese favor. Confieso que ser el gobernador a veces otorga ciertos privilegios. Larry, el responsable del servicio de comidas del hotel Peabody de Little Rock, sabe que odio las zanahorias. Sea cual sea la ocasión, tanto en el Peabody o en al adyacente Centro de Congresos Statehouse, donde acudo a algún acto al menos una vez por semana, Larry siempre se encarga de que en mi plato nunca haya zanahorias –incluso si los otros 1.200 comensales tienen zanahoria en los suyos–. Tendrás que esforzarte un poco más si no tienes una ayuda tan profesional y perfeccionista como la de mi amigo Larry, pero lo puedes hacer.

Otra opción es ordenar un plato vegetariano. Unas verduras preparadas a la parrilla o al vapor casi siempre ofrecen una alternativa nutritiva y deliciosa. Me gusta demasiado la carne como para hacerlo a menudo, pero lo que quiero mostrar es que es importante asumir el control de lo que entra en tu estómago, incluso si comes fuera o viajas con frecuencia. Comprendo que es más complejo cumplir con este requisito en almuerzos o cenas de negocios porque quizás no puedas elegir ni el lugar ni el menú. Pero es una excusa demasiado fácil decir que «te ves obligado» a comer cosas poco sanas, porque estoy seguro de que no es así. Si todo lo demás falla, pide una ensalada sencilla sin aderezo y tómate tu tiempo, come bocados pequeños y mastícala lentamente. Conozco la excusa: «No quería ofender a mi anfitrión o a mi cliente, así que comí todo lo que trajo el mesero». ¡Tonterías!

La peor ofensa es no cuidar de ti mismo. Aprende a comer lo que necesitas y lo que debes, y no ofenderás a nadie. Muchas veces he ordenado ensaladas y he pedido que les quiten ciertos ingredientes. Ya no las aderezo con aliños preparados, simplemente añado sal, pimienta y otras especias, o quizás un poco de salsa picante para sustituir al aliño. Antes creía que el propósito principal de la ensalada era aportar un poco de volumen a un plato rebosante de un cremoso y grasoso aderezo. Ahora me encantan las ensaladas limpias, sin ríos de aliño que oculten el sabor de los vegetales, y me pregunto cómo es que no las comí así toda mi vida. Ya no lo hago porque esté siguiendo una dieta especial que me obligue a decir «no» a algunas comidas. Me he desintoxicado metódicamente de todas las adicciones del pasado, de modo que ahora lo hago porque, realmente, me apetece comer cosas que son buenas para mi salud y que me satisfacen completamente.

No te desesperes si tropiezas y caes en la tentación. Sobre todo, no te digas a ti mismo que eres incapaz de llegar hasta el final y te deslices de vuelta a los viejos hábitos. Si caíste por un impulso espontáneo, admite el error ante ti mismo y ante las personas que te apoyan. Decide que no mereció la pena hacerlo y sufrir luego el sentimiento de fracaso y de culpa que sientes. Prométete a ti mismo que, en el futuro, no sólo evitarás ese error sino que aprenderás de él y evitarás colocarte en situación de volver a caer en la tentación. Suele ser muy útil pedir a un amigo o a un familiar que te llame la atención cuando comiences a actuar como si fueras a ignorar los compromisos que has adquirido. La sensación de triunfo cuando un día miras intuitivamente a las ensaladas del menú sin prestar la menor atención a los postres —lo contrario que antes– es verdaderamente fantástica. Espero que vayas ganando confianza en tu capacidad para ser una persona sana y vivir con una fuerza y vitalidad que no has conocido desde que eras un niño. Pero sé que para llegar a ese punto es necesario que respetes cuidadosamente este STOP del camino, así que:

DEJA DE HACER EXCEPCIONES.

Estimado Gobernador,

Sólo quiero darle las gracias por su programa de adelgazamiento. Yo también tengo cuarenta y ocho años y tenía un sobrepeso de ciento diez libras. En enero, dos de mis médicos me dijeron que tenía que adelgazar porque estaba a punto de sufrir importantes problemas de salud. A pesar de eso no lograba motivarme. Varios de mis amigos que nunca habían tenido problemas de peso murieron inesperadamente esta primavera, así que mi actitud fue decir: «Qué diablos, si me voy a morir de todos modos, prefiero comer todo lo que quiera». Estaba deprimido. Luego vi un artículo sobre el régimen que estaba siguiendo usted y me dio la motivación que necesitaba para hacer el primer STOP. Hace unas diez semanas inicié un programa y ahora tengo la satisfacción de decir que he bajado cuarenta y ocho libras. Soy consciente de que todavía me queda un largo camino, pero sé que puedo hacerlo. Cuento con el apoyo de familiares, amigos, compañeros de trabajo y con la inspiración que usted me ha dado.

Mississippi

STOP 9

Deja de almacenar provisiones para el fracaso

Una de las razones de que tantos de nosotros fracasemos en nuestros esfuerzos por perder peso es que nos preparamos para el fracaso más que para el éxito. En última instancia, lo que consigas dependerá de tu actitud. Si te preparas para el triunfo, triunfarás. Si te preparas para fallar –incluso si no es una decisión consciente– fallarás. ¿Quieres saber cómo opera este mecanismo? En este capítulo exploraremos uno de los secretos más sencillos para no fracasar.

Mi papá era bombero en Hope, Arkansas, y vivíamos en una pequeña casa rentada a unas dos cuadras de la estación. Gran parte de mi niñez la pasé jugando alrededor de su trabajo, hablando con los otros bomberos, deslizándome por el poste, tocando las campanas de los camiones y escuchando a los hombres hablar de los incendios, de cómo se originaban y cómo se combatían.

Un fuego, para que exista, debe tener dos ingredientes esenciales: combustible —sea madera, tela, gasolina o materiales sintéticos— y aire. Cuando al incendio se le quita uno de estos dos elementos, muere. Igualmente, para continuar con tu comportamiento y mantener tu estado —fuera de forma, obeso y descontrolado— precisas dos ingredientes. Uno es tu apetito y el otro es darte a ti mismo acceso al *tipo* de combustible que hace que tu apetito aumente sin darte una recompensa nutritiva y añadiendo calorías a tu cuerpo en forma de grasa. Para perder peso no es necesario que te mueras de hambre. De hecho, mientras asimilaba los aspectos fundamentales de la nutrición llegué al gran descubrimiento de que una de las peores estrategias es saltarse comidas. Conozco muchas personas que piensan que, si eliminan una o dos comidas al día, perderán peso y luego se quedan perplejas cuando se quedan igual o, incluso, lo ganan.

Si tienes un apetito muy fuerte (lo más probable es que sea así, de lo contrario no estarías leyendo este libro y luchando contra las llantas que llevas pegadas a la cintura), hay serias probabilidades de que tu apetito haya aumentado tanto por las cantidades (excesivas) como por las cosas que comes. Los alimentos con un índice glicémico alto hacen que el nivel de azúcar en sangre se dispare y vuelva a bajar rápidamente. Esa reacción genera un apetito insaciable y deseos de seguir comiendo aunque el cuerpo no necesite ninguna inyección extra de calorías. Si eres capaz de moderar tu apetito estarás en el buen camino. Pero eso no sucederá a menos que enfrentes el segundo factor esencial: el *acceso* a los alimentos hipercalóricos (ricos en calorías), de alto índice glicémico y bajo valor nutritivo.

¿Alguna vez has guardado un diario de lo que comes normalmente? Si registrases todo lo que entra en tu estómago, te sorprendería ver cuántas veces has alargado la mano para tomarte un snack imprevisto o te fuiste al refrigerador a por «un bocado de algo».

Uno de los hábitos que más me costó romper fue el de ALMACENAR PROVISIONES PARA EL FRACASO.

Voy a ser claro: si eres capaz de dejar de almacenar provisiones para el fracaso, habrás dado un salto espectacular en tu carrera hacia una vida nueva y saludable. No sólo eso; te ayudará a disminuir tu apetito y a transformarlo completamente para que, en lugar de que tu cuerpo te pida una copa de helado o una bolsa de papitas fritas, quiera que le des una manzana o un puñado de frambuesas. ¿Imposible? Yo también lo creía. Pero de todos los milagros que he vivido, ninguno ha sido tan sorprendente como observar que restringir el acceso a los alimentos y controlar el *apetito* son los verdaderos secretos de un cambio permanente.

Busca en los armarios, cajones y alacenas todos los comestibles que tienes almacenados —sin engañarte a ti mismo ni olvidarte de nada—. Si no me equivoco, el cajón de tu escritorio (o tu casillero si eres estudiante) es uno de los sitios donde guardas dulces, goma de mascar, chips o incluso el cambio exacto en monedas para ir a comprar algo a la máquina del pasillo. Mira bien en el refrigerador, en el congelador y en los gabinetes de la cocina. El hecho de que almacenes alimentos «peligrosos» quizás no sea tan importante como saber que están ahí y la posibilidad de que ocasionalmente, si no regularmente, visites alguno de esos rincones para aliviar tus deseos de comer. Hasta en tu carro probablemente habrá algún hueco donde guardes algo para esos momentos en que no hay nada abierto y necesitas comer (eso es lo que te dices a ti mismo). Ahora voy a sugerirte que hagas algo muy difícil, y mi intuición es que, al principio, no lo harás. A pesar de eso, te pido que recapacites y hagas exactamente lo que te recomiendo. Bota a la basura toda la comida que tienes guardada. Al hacerlo pondrás un STOP a almacenar provisiones para el fracaso.

Casi te puedo garantizar que, si permites que esos comestibles estén a mano (aunque te hayas prometido no comerlos nunca más), cualquier día, cuando un comentario brusco de un compañero de trabajo o de un familiar te hiera, acudirás a ellos en busca de refugio. Puede ser el momento que observes que tu peso, en lugar de bajar, sube por segundo día consecutivo a pesar de tus esfuerzos por comer adecuadamente. O el día que recibas una mala noticia. Da igual. Reaccionarás como lo has hecho todos estos años en casos de crisis. Siempre encontraste alivio en el comer, pero, además, tiene que ser una comida especial. Buscas cosas a las que les falta tanto valor nutritivo que casi sería mejor que te comieras el papel del envoltorio y botaras lo de dentro a la basura. Estas comidas son tan familiares que se han convertido casi en «amigos». En los momentos de estrés te sientes como si un ángel se posara sobre un hombro y te dijera: «no» y un demonio se sentara en el otro y te dijera: «sí».

De repente, en cuestión de segundos, sientes un impulso, rompes el papel del paquete, y te pones a engullir cientos de calorías que ni habías previsto comer, ni las necesitas. Y lo peor es que esto no será lo único que devores una vez que hayas abierto las compuertas. Habrá otro snack, y un tercero en cuestión de minutos. Cuanto más comes, más te abandonas. Llegado este punto, estás convencido de que, si vas a «echarlo todo por la borda», mejor hacerlo con todas sus consecuencias. Así que sigues comiendo hasta que agotas todas las provisiones almacenadas o estás tan completamente saturado de calorías (eso sí, insanas y vacías de nutrición) que te encuentras a punto de enfermar. No sólo estás prácticamente incapacitado para cruzar la habitación, sino que te arrojas encima un enorme sentimiento de culpa por incumplir la promesa que te hiciste a ti mismo. Le das vueltas a la cabeza, preguntándote cómo demonios pudiste perder el control de esa manera, tan rápido y tan completamente.

Elimina tu provisión de calorías inútiles y, si es necesario, guarda en el refrigerador algunos snacks nutritivos como frutas no azucaradas, nueces naturales, sin aditivos, o trozos de zanahoria y apio (para comer con un aderezo sin grasa).

Es imperativo que asumas una verdad biológica incuestionable. Cuando esas calorías entran en tu cuerpo, tu nivel de azúcar sube como un cohete en misión orbital. Lo único que puede pararlo es que se agote el combustible. Si no hubieses almacenado esas provisiones para el fracaso, quizás no habrías sucumbido con aquel primer mordisco y habrías podido evitar la trompada que ha recibido tu plan y la culpabilidad asociada a ello.

Es posible que te cueste botar los dulces, las papitas fritas y toda esa comida chatarra porque tienes grabadas en la cabeza aquellas cosas que nos decían nuestros padres sobre «todos esos niños que pasan hambre en el mundo». En ese caso, ofrece toda esa comida a tus amigos delgados o a los que todavía no han decidido cambiar de vida, pero *es absolutamente esencial que lo hagas, que te desprendas de esos alimentos*.

Recuerda que el tipo de comida que ingieres puede aumentar o reducir drásticamente tu *apetito*, y el acceso que tengas a esos alimentos va a ser clave a la hora de marcar la línea del éxito o del fracaso. Un secreto: no es probable que te atiborres delante de familiares, amigos o compañeros de trabajo si ellos saben que estás tratando de cambiar tus hábitos. El mayor riesgo no está en ir a cenar con tus amigos a un restaurante elegante o en asistir a una recepción en la que hay mesas y mesas con fuentes de comida «prohibida». Al contrario, tu *mayor* vulnerabilidad aparece cuando estás completamente sólo y piensas que nadie te ve y nadie sabrá lo que haces.

No olvides que tú sí lo sabes, y toda esa comida que recién devoraste no compensa lo mal que te sientes física y emocionalmente. Por tanto, aunque no parezca tan importante, en realidad es trascendental. Así que:

DEJA DE ALMACENAR PROVISIONES
PARA EL FRACASO.

ESTIMADO GOBERNADOR,

Acabo de ver en un noticiero nacional un reportaje sobre su valiente recuperación de su problema de obesidad. Es usted una gran fuente de inspiración para todos nosotros. ¡Muchas felicidades! La visión de un líder se expresa de muchas formas, y usted ha mostrado una verdadera capacidad para mostrar el camino a los afortunados ciudadanos [de Arkansas] y a personas como yo que vivimos en lugares más alejados, como el estado de Washington. Mis mejores deseos y mi más sincero agradecimiento por su verdadero e inspirador liderazgo.

Estado de Washington

Deja de repostar comida contaminada

En un capítulo anterior confesé que uno de mis placeres personales es mi pasión por la pesca del róbalo, que se hace mucho más divertida al tener mi propio bote. Para los que no sepan mucho de pesca tengo que decir que el Bass Cat Jaguar de veintún pies que poseo es una embarcación de primera categoría que se desliza sobre el agua con una elegancia y una rapidez comparables a las de un auto de fórmula NASCAR. El bote tiene un motor fueraborda Mercury OptiMax de doscientos veinte y cinco caballos con el que he llegado a alcanzar más de ochenta millas por hora. Por la naturaleza del motor tengo que emplear gasolina de calidad superior, de noventa y dos octanos o más. Soy muy particular con lo que entra en esa máquina porque sé que no me puedo permitir repararla, y soy consciente de que su capacidad para operar al máximo de su potencial está directamente relacionada con la calidad del combustible que le doy. Nunca se me ocurriría meterle agua sucia, soda ni gasolina barata.

¿Por qué voy a descuidar mi cuerpo cuando presto tanta atención a mi bote? No nos puede causar sorpresa saber que para alcanzar un buen nivel de salud y bienestar físico y mantener esta máquina increíble llamada cuerpo humano, el tipo de combustible con que repostamos tiene una importancia inmensa ya que determina en gran medida cómo se comporta nuestro cuerpo y cuánto nos durará. Dudo que serías capaz de ir a un buen restaurante y decirle a la mesera que no te traiga platos, vasos y cubiertos limpios porque vas a usar los que quedan en las mesas de la gente que cenó antes que tú. Sólo de pensarlo da asco, aunque esas personas que hubiesen comido antes fueran tus propios familiares (para algunos de ustedes, ¡*especialmente* si son de su propia familia!). Insistirías —como no podría ser de otra forma— en que te pusieran platos, tenedores, cuchillos, cucharas y vasos limpios. Nadie desea contaminarse con los gérmenes de otros.

Aunque sabemos que a los perros no les importa beber de la taza del inodoro, personalmente no conozco a ninguna persona que lo haya hecho, por mucha sed que haya tenido. De hecho, mi perro Jet, un magnífico ejemplar de labrador negro, es tan quisquilloso que tampoco le gusta beber del inodoro (lo cual me alegra, especialmente en esos momentos en que me salta encima para darme en la cara un lametón de *tamaño labrador*).

Nos gusta cuidar bien de nuestros botes y de nuestros autos e incluso insistimos en que el agua que corre dentro de nuestras lavadoras y lavaplatos sea limpia y pura. A lo mejor tienes un carro que amas y tratas como si fuera un hijo. No tiene mucha lógica, pero lo cierto es que, a menudo, prestamos más atención a nuestros vehículos, que vamos a cambiar cada cuatro o cinco años, que a nuestros cuerpos, que son irremplazables.

Si eres capaz de seguir un plan de adelgazamiento que te exige controlar minuciosamente las cosas y cantidades que puedes comer cada día, enhorabuena y que aproveche. Confieso que una de las razones por las que siempre tuve problemas con ese tipo de programas es que yo no soy una persona que cuenta o que pesa las calorías de lo que como. Me da la impresión de que nunca tengo tiempo, y a veces puedo llegar a ser demasiado obstinado para ser tan rígido. Pero si a ti te funciona, maravilloso; a por ello. Admiro a las personas capaces de hacerlo. Para mí es mucho más sencillo crear una lista general de cosas que no puedo comer y de cosas que sí debería comer y elegir mis alimentos de la lista del «debería». En cuanto a las porciones, me guío por una regla muy simple: si es más grande que mi puño, es demasiado.

Permíteme sugerirte una lista de cosas que, probablemente, deberían estar en tu lista de «combustibles contaminados»:

1. **Azúcar refinado.**
   Seamos claros, a tu cuerpo no le hace falta y tú necesitas eliminarlo. Nadie muere por falta de azúcar pero es perfectamente posible morir por un exceso de él. Si hay alguna cosa dulce que crees que no puedes dejar, existen buenas alternativas disponibles. Así mantienes lo dulce pero sin calorías. Estoy seguro de que me llegarán cartas de «puristas» para

decirme que los sustitutos son tan malos como el
propio azúcar. Si alguna vez llego al punto de estar
de acuerdo con ellos, revisaré el libro y propondré
13 STOPS. Espolvorear un poco de Splenda encima
de unas frambuesas frescas me sabe tan rico como
ahogarlas en un mar de jarabe azucarado. Las únicas
calorías, casi inexistentes, son las de las propias
fresas. Igual que un poco de edulcorante en el café
o en el té, que sigo tomando aunque en cantidades
modestas y moderadas. (Dicen que los sustitutos
del azúcar provocan pérdida de memoria y otros
problemas de salud; ¡pero no me acuerdo de cuáles!).

**2. Harina blanca o refinada y los productos
hechos con ella.**
Esto prácticamente elimina la mayor parte de los
panes, bollos, bizcochos y productos empanados. Lo
cual no significa que no debes ni puedes comer pan
nunca más, pero, si tienes que hacerlo, compra panes
hechos con harinas integrales, que no estén tan
procesadas que tu sistema digestivo no se dé cuenta
de que le ha entrado alimento. Cuando mires las
etiquetas, recuerda que hay una gran diferencia entre
pan «integral» y pan «de trigo».

3. Muchas de las comidas rápidas.
Observa que no digo *todas* las comidas rápidas.
Lo cierto es que la industria ha respondido a las
demandas de los consumidores y ha empezado
a ofrecer opciones más sanas en sus menús.

Actualmente, no es difícil encontrar platos saludables en los restaurantes de comida rápida, bien sea en forma de ensaladas, de *wraps* bajos en carbohidratos y pescado o pollo horneado o asado. Yo generé una linda controversia en mi estado con un comentario más o menos sarcástico que hice en un programa de radio donde dije que, según un doctor que conozco, *si algo entra por la ventanilla del auto, no es comida.* Hubo gente de la industria de la comida rápida (particularmente aquellos con servicios de auto-ventanilla) que se sintieron ofendidos y me abroncaron. Lo dije medio en broma, pero la regla general es que si algo está frito con tanta grasa que traspasa el envoltorio de papel, es mejor para tu salud ordenar otra cosa. En caso de emergencia, bota la comida a la basura y cómete el papel; por lo menos te llevas la fibra.

4. Cantidades excesivas de carne grasosa.
Ves que no digo que hay que dejar de comer carne ni grasa. Los médicos generalmente reconocen que nuestras dietas necesitan cantidades suficientes de proteínas, e incluso algo de grasa. Después de haber perdido más de cien libras y haber recuperado mi fuerza y mi forma física, todavía disfruto al comer bistecs, costillas de puerco, todo tipo de aves, pescado y una gran variedad de frutos secos, frutas, verduras y granos. No dejes que nadie te diga que las dietas saludables son aburridas. Te aseguro que no. Probablemente ahora disfruto de la comida más

que nunca porque he aprendido a seleccionar los alimentos, a saborearlos y a almacenar su energía, no su grasa.

5. **Carbohidratos y vegetales (papas y maíz) con almidón.**
Como Arkansas es el principal productor de arroz de la nación no voy a dejar de consumirlo (en parte porque me encanta y en parte ¡porque políticamente no sería muy inteligente!). Sin embargo, siempre que es posible como arroz integral no procesado. Sólo de vez en cuando tomo papas o maíz porque ambos productos tienen un índice glicémico muy alto, es decir, disparan el azúcar en la sangre y generan ansiedad por comer más. Y son mucho peores para los que luchamos contra la diabetes.

6. **Pasta.**
Me gusta la pasta y la como ocasionalmente. Cuando lo hago, trato de que sea integral y de no comerla temprano en el día, cuando puede abrir todavía más el apetito. De todos modos, he limitado drásticamente su consumo por las razones ya expuestas.

7. **Ácidos grasos *trans* y aceite vegetal parcialmente hidrogenado.**
Las etiquetas de muchos alimentos muestran como ingrediente el «aceite vegetal parcialmente hidrogenado». En general, debes tratar estos

productos como si pusiera «veneno: no apto para el
consumo humano». El aceite vegetal parcialmente
hidrogenado es, esencialmente, oleomargarina y
fue diseñado para abaratar la comida y extender su
periodo de caducidad. Cuando se dio a conocer,
se pensó que era un avance muy positivo porque
sustituye a la mantequilla y alarga la vida de los
alimentos. El problema es que, si bien alarga la vida
del producto, acorta la de las personas que lo comen.

Era necesario que hablara de algunos de los alimentos que
deberíamos de ir abandonando, pero ¿qué hay de aquellos
que *deberíamos* acostumbrarnos a comer habitualmente? La
decisión dependerá, en parte, del plan que sigas, pero aquí
van algunas ideas:

1. **Frutas y vegetales.**
   *La regla básica es que cuanto más color y más
   hojas tenga, y cuanto más fresca esté, mejor.*
   Afortunadamente para mí, me encantan las
   verduras y hortalizas y he aprendido a apreciar la
   fruta fresca, aunque todavía sea algo relativamente
   reciente. Es aconsejable comer al menos cinco
   porciones de frutas y verduras por día; si son más,
   mejor. Estos son algunos de los vegetales con
   los que disfruto: lechuga, apio, brócoli, coliflor,
   tomates, cebollas, pepinos, espárragos y frijoles
   verdes. Antes odiaba los espárragos (en aquella
   época hubiese preferido comerme la hierba del
   jardín), pero al cambiar mis gustos me siento como

el niño que se hace adulto y empieza a ver con buenos ojos el brócoli. Me pregunto qué es lo que me ocurrió todos aquellos años. (Sin embargo, sigo sin probar la zanahoria, y no sé por qué; simplemente no puedo. Me temo que, si el doctor me dijese que sólo puedo comer zanahorias, tendría que volver a engordar y resignarme a morir joven).

2. Carne y pescado.

La buena noticia es que no tuve que dejar de comer pescado, ni carne de res, ni pollo ni otros productos derivados de la carne, aunque normalmente me mantengo alejado de los productos cárnicos muy procesados. Mi gusto por el pescado, especialmente el salmón, se ha desarrollado enormemente. No entiendo muy bien la razón, pero ahora los alimentos me saben mejor que nunca. Por muy pequeña que sea la cantidad, el placer que obtengo es mucho mayor que el que sentía cuando comía sin freno.

3. Frutos secos y granos.

Fuentes excelentes de proteína y fibra si se preparan adecuadamente. Son bastante saludables siempre que no se cocinen con excesivo aceite ni se consuman en grandes cantidades.

4. Productos lácteos y huevos.

Un poco de queso y leche baja en grasa o descremada pueden ser fuentes excelentes de calcio y proteínas. Pero tampoco es bueno pasarse. Los huevos son deliciosos y proporcionan proteínas, pero es mejor escalfarlos o cocinarlos con un aceite en aerosol sin calorías que sumergidos en mantequilla. Yo utilizo a menudo aceite de oliva para los huevos revueltos; también los como duros después de cocerlos.

Quizás sea este un buen momento para sorprenderte con mi perspectiva sobre el papel de los poderes públicos en nuestra alimentación. He dicho en muchas ocasiones que no quiero que el gobierno se convierta en el «policía de la grasa» y nos ordene y mande lo que podemos y no podemos comer. Por mucho que yo me esfuerce en controlar mis hábitos alimenticios y hacerlos más sanos, no creo que sea responsabilidad del gobierno decirme lo que debo hacer con mi alimentación. Como tampoco es su función decirle a un empresario que arriesga su capital para montar un negocio qué productos puede o no puede servir sólo porque hay gente que puede comer demasiado o engordar.

Aún peor es esa nueva moda de presentar demandas ridículas contra las cadenas de comida rápida por parte de gente que las acusa de que sus hijos están gordos. Si los padres no se enteran de que ingerir comida rápida hipercalórica en el desayuno, el almuerzo y la cena todos los días puede generar sobredosis de calorías e insuficiencias nutricionales, esos padres no necesitan ir a los tribunales como demandantes de los que venden la comida rápida; ¡tienen que estar en las cortes de justicia como demandados por maltrato infantil!

La corporación McDonald's ha recibido injustamente la mayor parte de los ataques, principalmente a raíz de un documental donde se intentaba mostrar que es responsable de producir obesidad. El documental se centraba en un hombre que comía las cosas menos sanas del menú tres veces al día durante treinta días seguidos. Lo cierto es que comer lo peor de *cualquier* menú tres veces al día, durante treinta días seguidos, es suficiente para enfermar a quien sea.

McDonald's no es diferente al resto de compañías y ofrece lo que le piden los consumidores. Por eso lanzó en 2004 la campaña *Go active*, dirigida por el conocido fisiólogo Bob Greene (el entrenador personal de Oprah Winfrey), e introdujo una nueva línea de ensaladas enfocada hacia el mercado adulto. Actualmente, casi todos los restaurantes de comida rápida ofrecen alternativas bajas en grasa, en carbohidratos y sin azúcar. ¿Por qué? Porque las empresas, los negocios, tienen como razón de ser la de vender sus productos. Y van a vender lo que los consumidores quieren comprar. Si se quiere cambiar el menú de McDonald's no hay que cambiar la ley, hay que cambiar los gustos de los consumidores. Según noticias publicadas, para el verano de 2004 McDonald's vendía ya más ensaladas que papas fritas.

Demandar a las cadenas de comida rápida por provocar obesidad es tan absurdo como poner una demanda contra el ranchero que cría las reses que luego se convierten en carne de hamburguesa.

El gobierno ya entra suficientemente en nuestras vidas como para permitirle invadir aún más nuestra privacidad, nuestras libertades e, incluso, nuestra estupidez. En estos momentos no hay nadie que trabaje tanto como yo para intentar cambiar los hábitos alimenticios de la gente. Pero sigo diciendo que la mejor manera de hacerlo es con el ejemplo, ofreciendo un liderazgo constructivo e incentivos para modificar el comportamiento. Todo esto me recuerda la advertencia de Abraham Lincoln: «El gobierno que puede darte todo es aquel que puede quitarte todo».

¿Qué ocurre si estás ocupado o resulta muy difícil encontrar buenos alimentos mientras viajas?

¿Recuerdas el tercer STOP: DEJA DE INVENTAR EXCUSAS? ¡Pues deja de inventarlas! Yo viajo mucho, prácticamente a diario. Muchos de mis viajes son de un sólo día; salgo por la mañana y vuelvo por la noche. Otros exigen que pase la noche fuera de mi casa; y también tengo viajes en que paso varios días fuera. Lo normal es que encuentre en los menús cosas que puedo comer, pero nunca lo doy por hecho. Siempre que viajo llevo conmigo una pequeña bolsa refrigerada con comida. Como dice el comercial de American Express: «Nunca salga sin ella». Yo nunca lo hago. Incluso tengo bolsas de distintos tamaños, dependiendo de la duración de mi viaje y de las probabilidades que tengo de encontrarme en lugares donde pueda comprar snacks o comidas nutritivas. Suelo llevar conmigo agua, refrescos de soda sin azúcar, manzanas, frambuesas, carne magra de pollo ahumada, cubitos de queso y cosas así.

Al ser gobernador, casi siempre estoy rodeado de gente, desde mis ayudantes hasta los encargados de la seguridad. Sería fácil encargar esta tarea a alguno de mis acompañantes con el argumento de que no es decoroso que el gobernador lleve una pequeña bolsa con su lunch, como si fuera un escolar, pero no lo hago por varias razones. Primero, el comer en exceso es *mi* problema y *mi* salud es responsabilidad *mía*. Llenar esa bolsa me recuerda que soy el único responsable de que hoy mis decisiones sean las correctas. En segundo lugar, al prepararla, sé exactamente qué hay dentro y cómo lo voy a consumir. No voy a comérmelo todo de golpe.

¿Recibo miradas perplejas en los hoteles o cuando entro y salgo de mi auto o de un avión con la bolsa colgando de mi mano? Probablemente sí, pero seguro que muchas menos que cuando tenía cien libras de sobrepeso y muchos me observaban preocupados ante la posibilidad de estar «condenados» a sentarse junto a mí en un avión atestado.

Una vez que te acostumbras, esa rutina se convierte en algo natural. Basta con un poco de previsión para no olvidarte tus artículos favoritos. En caso de emergencia, también existe la posibilidad de sustituir las comidas con un batido o una barrita energética. Actualmente, el ritual de preparar mi bolsa de comida es tan normal y habitual como cepillarme los dientes o abotonarme la camisa.

Mira, la cuestión es esta: si lo deseas, puedes comer sano, da igual dónde estés o quién seas. Lo hice cuando mi esposa y yo nos marchamos de crucero en el *Caribbean Princess* para nuestro treinta aniversario de boda. (*Eso* sí que fue un reto; había toneladas de comida abundante y fantástica, pero la naviera Princess se esfuerza —seguro que otras compañías de la industria también— por tener disponible a todas horas una variedad increíble de alimentos apetitosos, atractivos, deliciosos y *saludables*, además de llevar a bordo el mejor centro de fitness que he visto jamás). He logrado seguir mi programa mientras viajaba de costa a costa y en mis salidas al extranjero a Taiwan, Japón y Europa.

Donde quiera que estés, es absolutamente primordial que tomes las mejores decisiones para tu cuerpo. Recuérdalo siempre y:

DEJA DE REPOSTAR COMIDA CONTAMINADA.

Estimado Gobernador Huckabee,

Soy un joven español y he leído sobre su espectacular pérdida de peso en los diarios de mi país. Creo que tiene usted mucho valor. Yo soy joven, pero he perdido cuarenta y tres kilos. Usted debe de tener mucha fuerza de voluntad para hacer esto, y eso es algo muy importante en un gobernador. Usted es un ejemplo para su estado y para el mundo. Gracias y saludos desde España.

Madrid, España

STOP 11

Deja de permitir que la comida sirve de recompensa

Si acumulase todo el peso que he perdido en mi vida con las dietas yoyó, probablemente me convertiría en un ancla capaz de sujetar al *Queen Mary II* en medio de una buena marejada. Cuando se entra en la dinámica de perder y ganar peso, al final lo que sucede es que se acaba ganando no sólo lo que se perdió, sino más del que se tenía antes del tratamiento. Ya conoces el patrón y, si estás leyendo este libro, probablemente lo hayas experimentado en tus propias carnes. Es probable, también, que esto aumente tu escepticismo sobre la posibilidad de adquirir y conservar una buena salud y una buena condición física.

Tienes miedo de que, una vez más, seas capaz de empezar pero no de acabar. Si repasas todos los STOPS obligatorios para modificar tus hábitos y construir una verdadera vida nueva, el que trato en este capítulo es evidente. A pesar de eso, debo confesar que nunca logré adherirme a él hasta que estuve listo para buscar una vida sana en lugar de una vida de dietas.

Desde muy chicos, habitualmente nos enseñan a celebrar las ocasiones especiales con comida que raramente es nutritiva o sana. El ejemplo más evidente es el tradicional pastel de cumpleaños. Los aniversarios eran ocasiones muy especiales en mi casa, pero no porque mi familia se saliera de lo habitual para celebrarlos. De hecho, eran eventos bastante normales, sin alharacas ni regalos caros. Pero una de las cosas que siempre marcaba mi cumpleaños en nuestro hogar de Hope era un pequeño chocolate de la pastelería Joe's City (que, además, era la *única* pastelería en Hope en aquellas décadas de los 1950 y 1960).

Mi madre era una cocinera excelente. Tenía el glorioso don de extraer los mejores principios de la «alta cocina sureña» y transformarlos en pasteles y tartas deliciosas. Sin embargo, para un niño pobre como yo cualquier cosa comprada en una tienda era algo especial y demostraba que mi familia se había preocupado por regalarme algo.

Cierro los ojos y me vienen a la memoria el aroma, la textura y el sabor tan especiales de aquel pequeño chocolate de Joe's City. Era fácil asociar la ilusión y la alegría por mi cumpleaños con la llegada de aquel maravilloso regalo.

Mi familia celebraba con comida prácticamente cualquier cosa que se saliese de lo rutinario. Si iba al doctor y no gritaba, lloraba o pateaba a la enfermera en la espinilla, me daban un rico chupa-chupa; incluso podía recibir una Cherry Coke de la fuente de soda de Cox, la droguería de la Calle Segunda. Cuando acompañaba a mi madre al supermercado, mi recompensa por caminar por los pasillos sin derribar las pilas de comida enlatada era una barra de chocolate, que podía elegir cuando llegábamos a la caja registradora a pagar. Las victorias en los juegos de béisbol de las Pequeñas Ligas se señalaban con un cono de nieve y, si el triunfo era importante, a lo mejor hasta con un helado en el Dairy Queen del barrio. Incluso ahora, al describirlo cuarenta años después, el mero recuerdo me evoca memorias especiales y agradables.

También los castigos por mal comportamiento tenían que ver con la comida y podían suponer, por ejemplo, no comer postre. En aquellos años formativos nunca me enviaron a la cama sin cenar, pero, si me comportaba mal, a veces me quedaba sin postre o algún otro plato especial, aunque yo prefería que me aplicasen el tradicional castigo de unos buenos azotes (que, de todos modos, también recibía regularmente por diversas infracciones). He dicho a menudo que me crié en una familia muy patriótica con un padre excepcionalmente patriótico que «¡me ponía las barras encima para que yo pudiera ver las estrellas!».

Las recompensas con comida por buen comportamiento no desaparecieron con el tiempo, simplemente se adaptaron a las diferentes épocas. Al llegar la adolescencia, las ocasiones especiales dejaron de festejarse con simples galletas o dulces infantiles y se pasaron a celebrar con «fiestas de pizza» o con asados de carne. En la edad adulta se convirtieron en opíparas cenas en restaurantes elegantes con aperitivo, plato principal de carne, postre y todo lo demás.

Con esto no quiero decir que no haya que festejar las ocasiones memorables. Lo que creo es que, posiblemente, estemos condicionados a asociar los momentos agradables de la vida con la noción de atiborrarnos con todo tipo de artículos de comer, la mayor parte de los cuales, además, no son buenos para la salud. Es como si creyésemos que los grandes momentos, los éxitos, las ocasiones especiales y los hitos significativos de la vida tienen que celebrarse precisamente con orgías alimentarias de las cosas que, normalmente, nos inculcan a restringir.

Después de pasarnos toda la vida asociando los alimentos poco sanos con el buen comportamiento, ¿le sorprende a alguien que resulte tan duro modificar nuestras costumbres y nuestro estilo de vida?

Un día me puse a analizar las razones que me habían llevado a fracasar tantas veces con mis dietas. De repente, la respuesta me vino a la mente como un tartazo en mitad de la cara. Me encontraba solo; me senté y empecé a carcajearme a pleno pulmón. En mis anteriores intentos tuve que *renunciar* a ciertos alimentos y sufría porque creía realmente que *me estaba privando* de muchas cosas. Todos los días, con un sentido casi masoquista del sacrificio, cumplía responsablemente el plan de comer los vegetales sin grasa y evitaba todas aquellas cosas que había aprendido a asociar con la felicidad y el éxito. A pesar de perder libras y pulgadas, en mi interior yo sentía que me estaba infligiendo un castigo a mi mismo. Sin embargo, a medida que me acercaba al peso establecido como meta, iba anticipando mi victoria. Y desde que tenía pañales había sido condicionado a celebrar los triunfos con todas mis comidas favoritas.

Aunque parezca una locura, celebré muchas veces el éxito de alcanzar el peso deseado con una «cena especial» en la que engullía todo aquello que llevaba meses sin tocar. Me convencía a mí mismo de que era perfectamente apropiado sentarse y gozar de los deliciosos placeres relacionados con la victoria. La conexión que creaba entre la ocasión festiva y esa rendición semiorgásmica a todos los sabores conectados con los momentos felices me reafirmaba que comer –especialmente comida chatarra– suponía «la felicidad» y comer todo aquello que yo consideraba «sano» representaba «un castigo».

¿Quién quiere pasarse toda la vida sufriendo un castigo, a menos que esté loco?

Mi esposa y yo tenemos una casa junto al lago Greeson, en el sudoeste de Arkansas, un hermoso paraje al pie de los montes Ouachita. Cuando estoy allá me levanto muy temprano y me voy a pasear o a correr por los bosques. En primavera y verano aspiro el aroma penetrante de la madreselva y siento que se me despiertan los sentidos.

Un día, mientras caminaba absorbiendo esa fragancia tan familiar, me vino a la cabeza una reflexión sobre ese olor que me producía tal sensación de paz y bienestar. De niño me encantaban las mañanas de verano. Desayunaba cereales, miraba en la televisión al *Captain Kangaroo* y salía fuera antes de que se evaporase el rocío para refrescar en él mis pies, siempre descalzos. Luego me reunía con los otros niños del barrio y entre todos juntábamos las botellas de refrescos que encontrábamos en las calles y acequias y las arrastrábamos en nuestro pequeño vagón rojo hasta el supermercado Piggly Wiggly, donde nos daban algunas monedas a cambio de los recipientes. Dos veces por semana teníamos suficiente para comprarle a nuestro lechero, que se llamaba George Walden y venía siempre en su camioneta, naranjada y batido de chocolate. El resto del día lo pasábamos en la calle, jugando al béisbol, montando en bicicleta o divirtiéndonos con la manguera para refrescarnos durante aquellas tardes calurosas. Pero todas las mañanas empezaban con aquel aroma a madreselva. Ese día, al caminar por el bosque y aspirar el olor, quedé sobrecogido por los recuerdos y las emociones tan poderosas de aquella época tan simple. La fragancia de la madreselva me transportó a la vida tranquila y sin preocupaciones de aquel niño de seis años en Hope, Arkansas, y me aisló de las miles de preocupaciones de mi cargo. En aquel momento no me preocupaba nada porque estaba condicionado a asociar el perfume de la madreselva con cosas agradables.

Ese descubrimiento en particular fue crucial para adaptarme a mi nuevo estilo de vida. Mis fracasos anteriores con las dietas fueron, en gran parte, resultado de una vida entera *condicionada para el fracaso* y de no tener ni idea de cómo *condicionarme para el éxito y la buena salud.*

La mayor parte de nuestros esfuerzos por perder peso se enfocan hacia los *pasos* que necesitamos dar para perderlo, pero muy pocos se fijan en los STOPs, en las cosas que debemos dejar de hacer para transformar los condicionamientos que nos han llevado a una vida de fracaso crónico. El fracaso crónico y la incapacidad para alcanzar la salud y el bienestar se convierten en castigos permanentes.

Quienes se criaron en hogares donde se recompensaba con zanahorias y apio en lugar de pasteles, quizás no lleguen a comprender todo esto. Pero, francamente, tengo la sospecha de que, si creciste en un lugar donde celebraban los momentos especiales con zanahorias y apio, tampoco habrás comprado este libro. Probablemente estás leyendo el de otra persona, pensando: *¿A qué viene tanto ruido con la comida?* Si es así, es que nunca tuviste que luchar con el peso como algunos de nosotros y no puedes comprender el tipo de reto al que nos enfrentamos.

Este STOP exige un poco de imaginación y, seamos sinceros, trabajo de tu parte. No estoy diciendo que hagas una proclamación de que tus hijos ya no van a recibir pasteles de cumpleaños y que, de ahora en adelante, las velas de cumpleaños vendrán en medio de un plato de brócoli. Es casi seguro que te denunciarían por abuso infantil si intentaras introducir estos cambios drásticamente. Pero sí te sugiero que comiences a alejarte de esa «tradición del condicionamiento» que une el éxito con la glotonería.

¡Sé creativo! Si quieres regalarle algo a una amiga, llévala al cine en lugar de comprarle una tarta de chocolate con trufas; obséquiala con un certificado de regalo para un CD o un DVD en vez de invitarla a pizza o a un helado.

Al poner en práctica tus nuevos hábitos, según vayas alcanzando un nuevo grado de bienestar y forma física, imagina que *tu* recompensa por llegar hasta el final será un nuevo traje que te quede bien, o un día en la playa sin que te confundan ya con una ballena varada. Planifica un viaje en avión —clase económica— y disfruta del hecho de poder sentarte y levantarte sin retorcerte como un sacacorchos. No te hará falta una extensión para abrocharte el cinturón de seguridad y tampoco tendrás que quedarte sentado con los brazos cruzados todo el viaje porque si los dejas caer se los pones en la cara al vecino de asiento.

Seamos justos. Llevas toda la vida *programado* para pensar que no hay celebraciones sin comida. Es necesario que te *re-*

programes para romper este hábito tan dañino. Ahora que has descubierto porqué era tan difícil superar esa extraordinaria compulsión por atracarte con comidas engordantes, espero que te sea más fácil. De modo que ya lo sabes:

DEJA DE PERMITIR QUE LA COMIDA SIRVA DE RECOMPENSA.

ESTIMADO GOBERNADOR,

Tenía que escribirle y darle mi más sincera enhorabuena por su reciente «transformación». He leído su maravillosa historia y debo decir que me impresionó todo lo que ha conseguido, especialmente porque lo ha hecho a la vieja usanza, con fe, oración y fuerza de voluntad. Se ve muy bien y estoy seguro de que se siente igual. Aunque no soy de Arkansas, estoy orgullosa de usted.

Mississippi

STOP 12

Deja de descuidar tu salud espiritual

Todos los planes de doce pasos que conozco tienen algo en común, y es que sin la ayuda de un poder superior estamos condenados al fracaso.

El factor que más me motivó –y hubo muchos– para iniciar mi búsqueda del bienestar y la forma física permanente fue la *fe*.

No te preocupes, no voy a darte un sermón; ¡no hace falta que cierres el libro y te escapes corriendo! Más tarde compartiré contigo algunas cosas sobre mi punto de vista acerca de la fe. Ahora, sólo quiero que te des cuenta de la importancia que tiene tu salud *espiritual*, y no sólo la *física*.

Lo más probable es que lo que te empuja a desear una mejor salud y un buen estado de forma sea tu apariencia, cómo te ves físicamente, cómo te sientes o, simplemente, el deseo de aumentar tu bienestar. Quieres vivir más y mejor.

Más feliz. No hay nada malo en ello, pero necesitas aprender a verte a ti mismo como parte de un contexto más amplio. Antes de intentar hacerte un hueco en tu mundo (y en tu ropa), debes hacer un esfuerzo por encajar dentro de un esquema vital más amplio. Mi deseo es que aprecies la necesidad de cuidar de ti mismo por razones más importantes que las que se pueden deducir de tu último chequeo médico.

Piensa por un momento que Dios no existe, que no hay ningún poder superior, ni fuerza universal, ni nada metafísico fuera de lo que perciben los cinco sentidos: tacto, gusto, oído, olfato y vista. Si esto es así, y la vida es un mero accidente biológico, adelante, «come, bebe, y sé feliz, pues mañana morirás». Si no somos más que configuraciones aleatorias de células humanas, cosas como los logros personales y el sentido del legado a las generaciones futuras no son más que simples banalidades.

Pero asumamos que hay algo más. Independientemente de tus convicciones personales respecto a la naturaleza de lo sobrenatural y lo espiritual, pensemos que la increíble *obra* que vemos a nuestro alrededor es obra de un Creador y que el diseño que observamos en todo lo viviente pertenece a un Diseñador. Si creemos que existe un propósito para la forma en que se han modelado nuestros cuerpos, probablemente hay también un plan diseñado para cómo tienen que cuidarse. Para asumir esto no es preciso hacer un acto de fe, ni rezar tres horas al día ni entonar cantos que despierten a los vecinos.

Todos los electrodomésticos y artilugios electrónicos que compro vienen con su correspondiente manual de instrucciones. Las primeras páginas normalmente incluyen las típicas advertencias como: «No utilizar la tostadora en la bañera» (¡cosa que nunca se me habría ocurrido si no me hubiesen avisado!). El librito continúa luego con las secciones que describen cómo usar apropiadamente el aparato. (Soy uno de esos sabelotodos que realmente lee el manual antes de operar el equipo. Esto quiere decir que, normalmente, sé menos sobre él que mi esposa, que lo saca de la caja, lo conecta como le parece bien y sólo recurre al libro si algo no marcha como ella espera).

De cualquier forma, vemos que el diseñador no sólo tiene un diseño concreto para el aparato, sino que éste viene con instrucciones específicas para darle el uso más eficaz posible. Por tanto, no debería sorprendernos que nuestro cuerpo humano y sus asombrosas capacidades ofrezcan el mejor desempeño cuando somos conscientes de las instrucciones para utilizarlo óptimamente.

Antes de hacer ningún cambio permanente en mi estilo de vida tuve que aceptar el hecho de que no estaba siendo un buen guardián del cuerpo que Dios me ha dado. A pesar de que hacía muchos chistes sobre esto, la realidad era que me estaba «preparando» para presentarme ante mi Hacedor antes de lo que deseaba, y no precisamente por designio suyo, sino por mi negligencia al cuidar de lo que *Él* había creado.

El cuerpo humano, bien cuidado, es una máquina fascinante. No hay cámara fotográfica que tenga una capacidad óptica tan completa como el ojo humano. Ni aparato electrónico que sobrepase, ni siquiera imite, la increíble capacidad del oído para escuchar y distinguir tantas frecuencias. Es cierto que hay animales con un sentido del olfato más desarrollado, pero no existe nada hecho por el hombre que iguale la versión olfativa que presenta nuestra nariz. Algunos robots son capaces de imitar muchas funciones humanas, pero la cirugía más delicada, para ser efectiva, todavía exige un grado de precisión y sensibilidad que sólo un cirujano puede dar. La habilidad de degustar los sabores es maravillosa en sí misma (¡de hecho, esa habilidad es una de las razones por las que estás leyendo este libro!). Si fueras una máquina podrías subsistir con cualquier combustible que se pudiera obtener en una estación de servicio, como la gasolina, sin que importase su apariencia, su sabor o su aroma. Sólo consumirías lo estrictamente necesario para tu capacidad y tus demandas energéticas. El corazón humano y la circulación conforman uno de los sistemas de bombeo más sofisticados imaginables. Nuestro aparato digestivo es alucinante y combina la capacidad de extraer energía de los alimentos y de eliminar eficientemente los residuos. El cerebro y el sistema nervioso central representan un conjunto de circuitos avanzados que eclipsa cualquier computadora, tanto en complejidad y magnitud como en capacidad para hacer muchas cosas al mismo tiempo.

Si todavía quieres creer que estás solo, que no tienes vida espiritual y que no eres más que un conglomerado físico de ADN o un protoplasma animado, adelante. Pero para tener éxito con estos 12 STOPS es necesario que reconozcas que debes *dejar de descuidar tu salud espiritual* y hacerla parte fundamental de tu proceso de transformación.

La clave del éxito en este último STOP está en aceptar que no estás solo, que no tienes por qué estarlo y que, si quieres triunfar, probablemente, no puedes estarlo.

Un elemento esencial para salir victorioso del reto de

transformar nuestros malos hábitos es la responsabilidad por nuestras acciones ante los demás. Si acuerdas con un amigo que ambos sólo van a comer cosas saludables, cuando salgas a cenar no se te puede ocurrir ordenar un postre rebosante de chocolate. Eso rompería tu promesa *y* tu credibilidad. Pero en casa, cuando estés solo, a lo mejor te acuerdas de aquel paquete de Oreos que escondiste. Quizás te entre la tentación de dejarte llevar por la «pasión» del momento y sucumbas a «la llamada del paquete» porque «nadie te está mirando».

Pero al prestar atención a tu salud espiritual te das cuenta de que *siempre* hay alguien mirando. Es cuando empiezas a entender que eres responsable no sólo hacia ti mismo, tu médico, tu familia y los amigos con quienes te has comprometido, sino hacia tu Creador y tu Dios. Eres responsable hacia aquel que está presente cuando los demás se han ido, el que está despierto cuando todos los demás duermen, quien te mira siempre, incluso cuando los demás apartan la vista. No te lo tomes a mal, no hablo de un «Gran Hermano» dispuesto a «darte una lección» si fallas. Piensa en este elemento tan importante de tu vida como si tuvieras un *amigo* que nunca te deja sólo y que está siempre dispuesto a pasar contigo noche y día para ayudarte a *salir victorioso* de la prueba. Este amigo no tiene interés en criticarte ni en culparte de nada; sólo quiere tu bienestar, por tu propio bien. Quiere que goces de todos los beneficios y placeres posibles a través del instrumento de tu cuerpo, que Él creó y te regaló.

Hay personas que quieren perder peso porque se odian a sí mismas y esperan que al adelgazar mejorará su autoimagen. Este libro trata de cómo llegar a estar sano, pero no porque uno crea que no vale nada, sino porque creemos que valemos y merecemos tener una vida mejor. La verdad es que, si realmente te odias a ti mismo estando gordo, probablemente te seguirás odiando cuando adelgaces. La falta de autoestima no proviene del peso; ¡al contrario, es justo esa falta la que hace que tengas sobrepeso!

Tu Creador quiere que disfrutes al máximo del cuerpo que Él hizo para ti y, como es su designio, sabe cómo ayudarte para que logres el máximo rendimiento de él. Espero que grabes este último STOP en tu cerebro:

DEJA DE DESCUIDAR TU SALUD ESPIRITUAL.

ESTIMADO GOBERNADOR,

Fue fantástico ver la historia sobre su transformación personal y física en un programa de televisión sindicado aquí, en Míchigan.

Míchigan

Primer Apéndice

Consejos para los primeros doce días

Los primeros días de cualquier cambio profundo son los más difíciles. John Bingham, autor de varios libros sobre el ejercicio de correr, se llama a sí mismo «El Pingüino» por su forma de caminar y de correr. Bingham tiene un aforismo con el que me identifico plenamente: *El milagro no es que haya logrado acabar; el milagro es que tuve el valor de empezar.*

Has tomado *la decisión* de hacer algo. Estás un poco nervioso porque ya lo has probado antes –quizás muchas veces– y te salió mal. Recuerda que esta vez vas a ganar porque no piensas abandonar. Esto no es un programa o un «plan». Es un compromiso para cuidar de ti mismo, y empieza hoy mismo. Pero debes comprender que, si quieres tener éxito, durará el resto de tu vida.

Estos son algunos consejos sencillos y prácticos para los

doce primeros días. Cada día de esos doce comienza por releer un capítulo y reflexiona sobre estas cuestiones:

1. ¿Qué relación tiene este STOP con *mi* propia experiencia?
2. ¿Cuál es la principal lección que puedo aprender de este STOP?
3. En una escala de 1 a 10, ¿qué dificultad tiene para mí cumplir este STOP?
4. ¿Qué puedo DEJAR hoy para cumplir este principio?

¡Lo conseguirás!

Dia 1. Primer Stop: Deja de Esperar el Mañana

- Vuelve a leer el capítulo 1.
- Levántate de la cama quince minutos antes de lo normal.
- Haz doce minutos de ejercicio (no muy difícil ni agotador). Recuerda que lo que importa es el *tiempo*, no la intensidad. Es suficiente con un paseo ligero a pie o en bicicleta.
- Confía a un amigo lo que estás haciendo.
- Toma mucha agua a lo largo del día.
- ¡Cumple a toda costa el plan de alimentos/calorías que hayas elegido!
- Algunas pautas que te ayudarán:
  - ¡Adiós azúcar!
  - A menos que estés tomando sustitutos de comidas

prescritos por tu médico, come un desayuno alto en proteína (huevos, por ejemplo); para el almuerzo, una ensalada o verduras al vapor; y para la cena, pollo o pescado asado, horneado o a la parrilla con verduras al vapor o crudas.

- Si necesitas una merienda, come una manzana o algunas bayas.
- Manténte ocupado y activo todo el día.

Dia 2. Segundo Stop: Deja de Inventar Excusas

- Vuelve a leer el capítulo 2.
- Repite todo lo del Día 1.
- Cumple rigurosamente tu plan de comida: ¡no trampas!
- Haz una lista de las razones por las cuales crees que vas a fracasar. Ahora ríete de ellas y promete no obedecer tus patrones de conducta pasados.

Dia 3. Tercer Stop: Deja de Estar Sentado en el Sofá

- Vuelve a leer el capítulo 3.
- Repite las reglas básicas del Día 1.
- Escribe una lista de los tipos de actividades que te gustaría hacer.
- No te sientes en tu sillón habitual del salón.
- No mires la televisión, aparte de las noticias, y ¡sólo

desde otro sillón que no sea tu favorito! (Se trata de romper patrones o hábitos).

Día 4. Cuarto Stop: Deja de Ignorar las Señales Que Te Envía Tu Cuerpo

- Vuelve a leer el capítulo 4.
- Repite las reglas básicas.
- Examina tu historial médico y los consejos de tu médico.
- Calcula lo que gastaste en cuestiones de salud el año anterior. Piensa en lo que te habrías ahorrado en gastos médicos, de hospital y de medicinas si hubieses estado sano. Haz una lista de las cosas en que te gastarías ese dinero.

Día 5. Quinto Stop: Deja de Escuchar las Críticas Destructivas

- Vuelve a leer el capítulo 5.
- Repite las reglas básicas.
- Llama a un amigo con el que lleves tiempo sin hablar y cuéntale lo que estás haciendo y por qué.
- Haz una lista de diez beneficios que obtendrás cuando estés sano.

Día 6. Sexto Stop: Deja de Esperar Éxitos Inmediatos

- Vuelve a leer el capítulo 6.
- Repite las reglas básicas.
- Escribe tres grandes objetivos que quieres cumplir de aquí *a un año*.

Día 7. Séptimo Stop: Deja de Quejarte

- Vuelve a leer el capítulo 7.
- Repite las reglas básicas.
- Haz una lista de amigos y compañeros de trabajo que son negativos. Prométete a ti mismo que los evitarás y no los escucharás.
- Haz una lista de cinco cosas por las que estés verdaderamente agradecido.

Día 8. Octavo Stop: Deja de Hacer Excepciones

- Vuelve a leer el capítulo 8.
- Repite las reglas básicas.
- Haz una lista de eventos especiales y festividades que se acercan y planifica tu estrategia para *no* comer en exceso (comidas alternativas, no yendo al evento, lo que sea).
- Piensa en dos situaciones, por lo menos, en que *hoy mismo* has dicho «no» a la tentación y reflexiona sobre cómo te has sentido al dominar tu deseo.

Dia 9. Noveno Stop: Deja de Almacenar Provisiones Para el Fracaso

- Vuelve a leer el capítulo 9.
- Repite las reglas básicas.
- Emplea veinte minutos de tu tiempo buscando y botando a la basura alimentos y cosas que no debes comer. No te olvides de mirar en los cajones del escritorio, en el auto y en todos los gabinetes.
- Diles a tus familiares dónde almacenas «la comida para el fracaso» y solicita su ayuda para evitar acercarte a ella.

Dia 10. Decimo Stop: Deja de Repostar Comida Contaminada

- Vuelve a leer el capítulo 10.
- Repite las reglas básicas.
- Lee durante veinte minutos las etiquetas de los alimentos que tienes en casa y comprueba cuántos de ellos contienen «malos amigos»: azúcar, jarabe de maíz alto en fructosa o aceite vegetal parcialmente hidrogenado.
- Haz una lista de ocho a diez alimentos sanos que te gusten o que, al menos, puedas tolerar. Luego, asegúrate de que siempre tienes dos o tres a mano.

Dia 11. Undécimo Stop: Deja de Permitir que la Comida Sirva de Recompensa

- Vuelve a leer el capítulo 11.
- Repite las reglas básicas.
- Haz una lista de eventos especiales y festividades de los tres próximos meses y anota alternativas a las comidas habituales de esas ocasiones.
- Escribe tres o cuatro recuerdos muy vivos de momentos felices de tu niñez y analiza si la comida formó parte de ellos.

Dia 12. Duodécimo Stop. Deja de Descuidar Tu Vida Espiritual

- Vuelve a leer el capítulo 12.
- Repite las reglas básicas.
- Toma al menos diez minutos para leer uno de tus libros de inspiración y motivación favoritos: la Biblia, un libro de oración, poesía u otro libro especial para ti.
- Explica en uno o dos párrafos por qué tienes que ser un mejor guardián de tu cuerpo.
- Concierta una cita con tu ministro, cura, rabino o un amigo de confianza para pedirle que rece por ti y te apoye en tu proceso de transformación hacia una vida sana.

Estimado Gobernador,

Llevo años luchando con mi peso, aunque todavía no he perdido la esperanza. Sus comentarios me alentaron mucho. Pienso que usted no sólo es una inspiración para muchos estadounidenses que enfrentan este problema, sino que, además, ha hecho varias declaraciones muy importantes sobre su filosofía de liderazgo, algo que actualmente les falta a muchos políticos. Enseño a niños del séptimo grado y dirijo el departamento de matemáticas de mi escuela. Soy esposa de militar y madre, y admiro a las personas que actúan en defensa del bienestar de los niños.

Nueva York

Segundo Apéndice

Lo que debe y no debe hacer el gobierno

El sistema de salud de Estados Unidos es el mejor del mundo, pero desgraciadamente descansa sobre un pilar equivocado que genera fatales consecuencias. Nuestro sistema está enfocado casi exclusivamente al tratamiento de las enfermedades, a pesar de que muchas de ellas son absolutamente *prevenibles*. Esta premisa es la que gobierna los planes públicos de salud como Medicare* y Medicaid (el sistema diseñado originalmente para cubrir las necesidades de nuestros ciudadanos más pobres y necesitados) y también los de las aseguradoras privadas. Las empresas tratan de ofrecer a sus empleados una gama completa de beneficios, pero ello resulta cada vez más complicado porque los costos suben incontenibles, sin ninguna proporción con la inflación y otros gastos.

---

* Medicare es el programa federal de asistencia médica para personas mayores de sesenta y cinco años. Nota del traductor.

Los gobernadores de los cincuenta estados, tanto demócratas como republicanos, están totalmente de acuerdo en que el programa Medicaid, operado a nivel estatal, ha llegado a una situación insostenible. Sin una reforma profunda, los presupuestos estatales no podrán soportar el peso de su tremendo costo y quebrarán muy pronto. Durante mis primeros ocho años como gobernador de Arkansas nuestro presupuesto de Medicaid ha pasado de seiscientos millones de dólares al año a más de tres mil millones.

La mayor parte de los profesionales de la medicina está preparada para tratar las enfermedades, pero, demasiado a menudo, ellos no adiestran a sus pacientes en comportamientos preventivos que potencien una vida sana.

Casi todas las aseguradoras están dispuestas a pagar cientos de miles de dólares por una operación a corazón abierto o por el costoso tratamiento de rehabilitación tras una apoplejía, pero no quieren soltar un centavo para tratamientos de adelgazamiento ni para programas de ejercicio físico que podrían prevenir el infarto o la misma apoplejía.

Me he embarcado en una misión para luchar contra esa manera equivocada de ver las cosas dentro de nuestro sistema y para tratar de cambiar totalmente el paradigma del sistema de salud del país.

En la primavera de 2004 mi Gobierno lanzó la Iniciativa para un Arkansas Sano*. El concepto es bien sencillo: queremos impulsar una cultura de la salud y estimular a los ciudadanos a que tomen decisiones que favorezcan su bienestar,

---

* El nombre oficial en inglés del programa es *Healthy Arkansas Initiative*. Nota del traductor.

así como ofrecer un amplio menú de incentivos para quienes adopten esas decisiones. El Dr. Fay Boozman, director del Departamento de Salud del estado lo describió perfectamente: «Tenemos que dejar de tratar las picaduras y empezar a matar las serpientes».

En la primera fase de la Iniciativa dirigimos nuestros esfuerzos contra los tres tipos de conductas que pueden producir los resultados más espectaculares. Las investigaciones demuestran que quienes mantienen un peso normal, hacen ejercicio regularmente (treinta minutos diarios, tres veces a la semana, por lo menos) y no fuman, añaden trece años más a su esperanza de vida. Y no sólo tienen una vida más larga (más *cantidad*) sino que su *calidad* también aumenta claramente.

Desde 2005, los empleados estatales dispuestos a someterse a una evaluación médica para estimar la incidencia de comportamientos de riesgo tienen un descuento de hasta veinte dólares mensuales de su seguro médico. Además, seguimos buscando nuevas fórmulas para ofrecer incentivos a las personas que se preocupen de mejorar su salud, algo beneficioso para el propio individuo y que ahorrará mucho dinero a las empresas.

Mi objetivo ideal y mi esperanza es que este programa se extienda como un virus altamente contagioso –pero benéfico– por todo el país y se convierta en el germen de una «Iniciativa para un Estados Unidos Sano». Me gustaría ver que los cincuenta estados encuentran fórmulas creativas para recompensar los buenos hábitos de sus ciudadanos en lugar de seguir pagando cantidades absurdas de dinero por los catastróficos resultados de comportamientos dañinos para la salud.

Mucha gente alega, y con razón, que no necesitamos que el gobierno nos vigile ni controle en la intimidad de nuestros hogares. Es curioso que algunas de las personas que exigen que los poderes públicos se queden fuera de nuestros dormitorios ahora piden que entren a dirigir nuestras cocinas. Sugieren que se cree un sistema de sanciones y prohibiciones que van desde un nuevo impuesto sobre los alimentos grasosos hasta la prohibición total de cierto tipo de comidas.

Históricamente, el pueblo estadounidense no ha aceptado de muy buen grado que le digan lo que puede y no puede hacer. Lo que *sí* funciona en esta sociedad tan amante de las libertades es cambiar la cultura para que las decisiones y opciones que toma el individuo sean parte de esa cultura y se conviertan en la norma de conducta. Por ejemplo, el caso del tabaco. Fumar se considera, cada vez más, un comportamiento grosero e invasivo y no hace falta que haya una prohibición gubernamental; simplemente, la gente es consciente de que supone un riesgo para la salud y encuentra esa práctica irritante y repugnante. Los consumidores han insistido en pedir que haya habitaciones de hotel para no fumadores y que no se fume en restaurantes, aviones y edificios públicos.

Personalmente, espero que el hábito del tabaco tenga una muerte fea y rápida. ¡Cuanto antes, mejor! Pero en aquellos casos en que el gobierno ha intentado unilateralmente restringir el ámbito de decisión de las personas en sus negocios o en sus casas, hemos pasado de discutir sobre la salud a pelearnos sobre los derechos individuales.

En mi estado intentamos establecer incentivos para que

sean los mismos trabajadores quienes opten por cosas sanas. Para promover el ejercicio y la actividad física regalamos a todos los empleados de la oficina del gobernador que lo pidieron un podómetro personal. Es un aparatito muy sencillo que se cuelga del cinturón y mide el número de pasos que se dan en un día. Diez mil pasos diarios (más o menos cinco millas) es una buena medida del tipo de actividad que contribuye a estar en forma y a perder peso. Asimismo, organizamos un concurso en el que el empleado que caminaba más pasos podía estacionar su vehículo durante dos semanas en el codiciado espacio reservado al jefe de gabinete.

Y ya que estamos obligados a dar a nuestros fumadores al menos dos descansos de quince minutos al día para que disfruten de su insano y mortal hábito, se me ocurrió que quizás podíamos fomentar comportamientos más saludables dando a los empleados que lo deseasen un descanso para caminar o para otra actividad física. (Nuestras oficinas son exclusivamente «zonas sin humo» desde el día que juré mi cargo, pero a los trabajadores fumadores se les permite ejercitar su costumbre, aunque sea fuera de las puertas del Capitolio). Varios empleados han formado «grupos de paseo» que diariamente se reúnen para caminar a marcha rápida alrededor del edificio. Hemos descubierto que los empleados más sanos están más alerta, son más productivos, cometen menos errores y pierden menos días de trabajo.

He manifestado en numerosas ocasiones que no nos hace falta que el gobierno se convierta en el «policía de la grasa» y dicte el tamaño de las hamburguesas o aplique a las personas obesas impuestos más altos que a las delgadas por los mayores costos médicos que, generalmente, vienen asociados con la obesidad.

Mi experiencia personal hasta la conquista de una salud vibrante por medio de una alimentación y una actividad física sensatas ha reforzado el sentido de mi misión. Como gobernante y como ciudadano mi propósito es ayudar a otras personas y liderar el camino en el descubrimiento de políticas públicas *creativas* y *positivas* que, espero, nos guíen hasta el objetivo final, que no es otro que vivir en un Arkansas sano con una renovada cultura de salud.

ESTIMADO GOBERNADOR,

Su historia es ciertamente inspiradora y rezo para que conserve su salud. Enhorabuena por su victoria.

Georgia

Tercer Apéndice

La fe sí importa

Estoy convencido de que para poner en práctica las lecciones esenciales de este libro no es preciso tener una perspectiva espiritual. Pero la atención a la salud espiritual sí es una parte vital de mi propia experiencia y puede ser necesaria para la mayoría de las personas que busca tener éxito en la vida. Mi objetivo (y el de mi editor) era evitar «sermonear» y no escribir un libro que algunos pudieran criticar de «religioso». Pero no sería totalmente honesto si no reconociese el papel que ha jugado la fe en mi búsqueda de la salud. Si te ofende este comentario, tienes total libertad para no leer esta parte del libro. Como en toda elección personal, la decisión es tuya.

Gran parte de mi motivación para estar sano procede de mi convicción de estar guardándolo para Dios y para mi familia. Yo creo que no soy un accidente biológico, sino el resultado de un proceso creativo de un Dios omnisciente, y eso me llevó a la inevitable conclusión de que mi estilo de vida contradecía directamente la forma en que yo había sido creado.

Junto a la noción del deber de cuidar mi cuerpo, mi fe me ha dado la base para insistir en que la responsabilidad por mis actos forme parte de mi plan de vida. Esta responsabilidad no es sólo hacia otros seres humanos como mi médico, mi nutricionista y mi familia, sino también hacia el Dios en el que confío y creo que me acompaña en todo momento. La sensación de Su presencia perpetua me proporcionó un apoyo enorme y una fortaleza genuina cuando más lo necesitaba.

La fe me ha permitido experimentar en cada fase del éxito la satisfacción de saber que no sólo estaba mejorando mi conducta sino que, al hacerlo, estaba complaciendo a mi Creador, mi Dios, mi Padre.

Nunca se me ocurriría tratar de imponer mis profundas convicciones personales a nadie, y espero sinceramente que hablar de lo espiritual no se tome como una imposición ni como algo arrogante o manipulador. Simplemente, creo que habría sido deshonesto por mi parte compartir mi viaje (y mi esperanza de que *tú* también llegues a tu destino) sin decir «la verdad, sólo la verdad y nada más que la verdad».

12   301

I J